DESCODIFICACIÓN BIOLÓGICA
DE LOS PROBLEMAS CARDIOVASCULARES

DESCODIFICACIÓN BIOLÓGICA
DE LOS PROBLEMAS CARDIOVASCULARES

Síntomas, significados y sentimientos

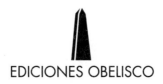

EDICIONES OBELISCO

Si este libro le ha interesado y desea que le mantengamos informado
de nuestras publicaciones, escríbanos indicándonos qué temas son de su interés
(Astrología, Autoayuda, Ciencias Ocultas, Artes Marciales, Naturismo,
Espiritualidad, Tradición...) y gustosamente le complaceremos.

Puede consultar nuestro catálogo en www.edicionesobelisco.com

Colección Salud y Vida natural
DESCODIFICACIÓN BIOLÓGICA DE LOS PROBLEMAS CARDIOVASCULARES
Christian Flèche

1.ª edición: febrero de 2017

Título original: *Décodage biologique des problèmes cardio-vasculaires*

Traducción: *Paca Tomás Ramos*
Corrección: *Sara Moreno*
Diseño de cubierta: *Enrique Iborra*

© 2012, Le Souffle d'Or
(Reservados todos los derechos)
Publicado por acuerdo con Abiali Afidi Agency
© 2017, Ediciones Obelisco, S. L.
(Reservados los derechos para la presente edición)

Edita: Ediciones Obelisco, S. L.
Collita, 23-25 Pol. Ind. Molí de la Bastida
08191 Rubí - Barcelona
Tel. 93 309 85 25 - Fax 93 309 85 23
E-mail: info@edicionesobelisco.com

ISBN: 978-84-9111-187-0
Depósito legal: B-1.533-2017

Printed in Spain

Impreso en España en los talleres gráficos de Romanyà/Valls S. A.
Verdaguer, 1 - 08786 Capellades (Barcelona)

Dedico este libro
a todos mis pacientes
pasados,
presentes
y futuros
que fueron,
son
y serán,
sin saberlo,
mis maestros.

Me habéis enseñado mi oficio
y me habéis dado tantas lecciones
de humanidad,
sobre la vida
y sobre mí mismo
que os debo cada línea de este libro.

Gracias.

INTRODUCCIÓN GENERAL

Descodificación biológica
de los problemas cardíacos

Síntomas, significados y sentimientos

De siempre como de nunca...

Este libro, que tienes entre las manos, es a la vez *antiguo y nuevo*. ¡Como nuestro cuerpo! Resultante de miles de años de adaptación al medio ambiente, el cuerpo es el testigo de nuestra supervivencia en condiciones de estrés extremadamente variadas: frío, calor, guerra, hambruna, cambios de toda índole... Nuestra presencia viva es, hoy en día, el signo indiscutible del éxito de la última versión biológica, hasta la fecha, que es el cuerpo, este cuerpo inseparable del espíritu. Aquí está el tema de esta serie de obras: **«Descodificación biológica de los problemas de...»** o *«cuando la adaptación se traduce por un síntoma».* Esta colección es, a la vez, una reedición de la estructura y del espíritu del libro precedente, editado en 2001, *Descodificación biológica de las enfermedades – Manual práctico* y una obra totalmente nueva porque todo, de arriba abajo, ha sido revisado y completado. Ante el éxito de esta obra, me ha parecido indispensable ofrecer un manual más funcional, más completo, enriquecido con nuevos ejemplos y nuevas descodificaciones. Te aseguro que lo que se escribió sigue siendo válido, los ojos siempre sirven para ver; los pulmones para respirar, el eczema está todavía unido a un conflicto de separación. No obstante, después del año de su aparición, mis colegas y yo mismo hemos seguido *¡a la escucha biológica!* Y a cosechar nuevos conocimientos de los vínculos *enfermedad-vivencia biológica conflictiva,* es decir, nuevas descodificaciones biológicas de las enfermedades. Todas esas experiencias han constituido un florilegio, un ramo de flores y unas espigas cargadas de semillas. Las encontrarás en las páginas de esta colección. Una colección dividida por aparatos al igual que nuestro cuerpo, que es un ensamblaje de aparatos: los aparatos digestivo, respiratorio, renal, cardíaco... Todos estos aparatos son solidarios para mantenernos en vida y, con ese objetivo, garantizan una función específica, única: digerir, respirar, eliminar... Así pues, cada obra presentará lo que fue un capítulo del libro precedente. Y la nueva edición del libro completo *Descodificación biológica de las enfermedades – Manual práctico* sigue existiendo.

Fuentes

En cuanto a las **fuentes** de estas descodificaciones biológicas de las enfermedades, encontrarás de vez en cuando en el texto, seguido de un enunciado del conflicto, el nombre de la persona a través de la cual me ha llegado esta descodificación. Por supuesto, esto no le pertenece de ninguna manera, no es el autor, sino el descubridor. Y, hecho curioso, pero no tan sorprendente como parece, a veces, la misma descodificación me ha llegado simultáneamente por dos personas que no se conocían pero que, sencillamente, **tenían la misma escucha biológica.** De esta forma, la descodificación de las meninges me ha parecido evidente escuchando a una paciente que tenía miedo por su cerebro y quería protegerlo (una de las funciones de estas envolturas que son las meninges es la protección del cerebro). Sorpresa, cuando oí a un médico marsellés proponer la misma descodificación en una conferencia algunos días más tarde. Muy a menudo, observo esta sincronicidad de descodificación con un amigo, Salomon Sellam, cuando compartimos nuestros descubrimientos.

Por estas razones, he escogido no indicar el autor de manera sistemática tras cada descodificación. Según mi punto de vista, el paciente, aquejado de parálisis, de asma o de hemorroides, y el terapeuta, teniendo que descodificarlo, sólo tendrán que indicar que se trata del señor Tal o la señora Cual quien ha sido el primero en poner esto en palabras. Lo único que importa es *entender, conocerse, cambiar.* Así, el texto no será recargado y los egos de los descubridores tampoco. Y a veces, de verdad, simplemente he olvidado cómo me ha llegado la información. ¿Fue durante la consulta, que me vino de repente una iluminación? ¿Fue la lectura de la obra de Robert Guinée? ¿De los seminarios ofrecidos por el doctor H. S. Marto, de una conversación con Jean-Jacques Lagardet, Philippe Lévy o Salomon Sellam?

Lo esencial, en el fondo, es que deseo compartir contigo todas nuestras experiencias; porque sé, por vuestros testimonios, el provecho que habéis sacado y el que podréis sacar.

Estas frases conflictivas serán las señales indicativas en tu camino. El objetivo de la búsqueda no es la señal, esta última indica una emoción, pero no solamente una. Por lo tanto, no te pares nunca en una señal, nunca antes de haber revivido o hecho revivir esas emociones, esas vivencias a fondo, es decir, hasta sus transformaciones. Ve hasta el final del camino. Por eso, es preferible ser dos. «*Una desgracia compartida es la mitad de la pena*», dice un proverbio sueco. El *shock* es un drama vivido solo. La solución es volver a vivir ese drama, pero a dos. «*Os presto mis orejas con el fin de que podáis oír mejor*» como muy bien dijo y puso en práctica Françoise Dolto.

Especificidades de la bio-descodificación

Por otro lado, si bien otras obras, muy interesantes, proponen vínculos psicológicos con las enfermedades, insisto en repetir **las especificidades de la bio-descodificación.**

No se trata de conflictos psicológicos, sino de **conflictos biológicos.** *¿Pero qué es lo que realmente quiere decir esto?* En efecto, muchos de los investigadores de hoy en día entienden que la enfermedad tiene un sentido preciso: psicológico, simbólico, metafísico… Hipótesis siempre apasionantes porque el enfermo se descubre a sí mismo. Hasta Hipócrates, él mismo, afirmaba: «*El cuerpo crea una enfermedad para curarse*». ¿Pero curarse de qué?

— ¡De algo, forzosamente, **peor que la enfermedad!** Si no, esto sería de una perversidad cruel, ilógica.

— ¡De algo de lo que aún **no tenemos conciencia,** por supuesto, si no, todo el mundo estaría de acuerdo sobre el origen de las enfermedades!

— De algo de lo que la enfermedad sería como la solución, la salida de emergencia. Es esto mismo lo que propone la bio-descodificación: ¡la enfermedad es útil y, a veces, vital! Es lo que llamo «**el sentido biológico**» de las enfermedades. ¿De qué se trata?…

El sentido biológico

¿Tienes una conciencia clara de tu respiración? ¿Del volumen de aire que estás utilizando en este momento? ¿De la cantidad que pides a los pulmones en cada respiración? ¿Sabes qué porcentaje de tu capacidad respiratoria utilizas la mayor parte del tiempo? - ¿80 por 100? - No. - ¿50 por 100? - Tampoco. Alrededor del 9 por 100 (½ litro de los 6 litros de capacidad pulmonar).

¿Y el porcentaje de tus capacidades musculares? ¿Utilizas a fondo, *en cada momento,* todos tus músculos? No, claro. ¿Y tu capacidad cardíaca, digestiva, intelectual? Un porcentaje pequeño. Siempre. ¿Qué decir de vuestros espermatozoides, señores, de vuestros óvulos, señoras? En una vida, ¿cuántos han sido útiles? Contad vuestros hijos y tendréis la respuesta. Entonces, ¿por qué esta capacidad de más de los pulmones, ese añadido de músculos, ese derroche de espermatozoides, de estómago, de corazón? ¡Podrías vivir una vida normal con un solo riñón, un solo pulmón y el 60 por 100 de tus arterias coronarias tapadas! Sorprendente, ¿no?

Obviamente, ese suplemento de órganos, aparentemente inútil, tiene un sentido: son las situaciones de urgencia, de excepción. Subes las escaleras corriendo, te persigue un perro furioso, has perdido el autobús y corres por la calle... En estas ocasiones, utilizarás el 100 por 100 de tus pulmones, tus arterias, tus músculos... O sea, el cuerpo mantiene la inmensa mayoría de sus células sólo *«¡por si acaso!».*

Pero si la situación se vuelve todavía más excepcional, entonces la reserva de pulmones, de corazón, de cerebro, de intestinos, etc., no será suficiente. Inmediatamente, el cuerpo

fabrica lo necesario en mayor cantidad: frente al sol, broncea; la noche de fin de año, fabricará más cantidad de jugos gástricos; si vamos a un lugar de mayor altitud, el cuerpo fabricará más glóbulos rojos; y el cuerpo, siempre él, creará más cantidad de hueso después de una fractura, en previsión de nuevas agresiones sobre este hueso, como el trabajador manual tiene más callos en las manos que un intelectual.

En resumen, el cuerpo tiene tres funciones biológicas:
— **La función de base:** mis pulmones ventilan 16 veces ½ litro de aire por minuto, mi corazón se contrae 74 veces por minuto, mi estómago segrega por día un litro de ácido clorhídrico, etc.
— **La función modificada:** los pulmones pueden ventilar 22 veces 2 litros de aire por minuto, mi corazón puede contraerse 180 veces por minuto, mi estómago segregar 1,5 litros de ácido clorhídrico por día, etc.
— **La función de excepción:** ante una situación poco frecuente, de urgencia, una reacción poco frecuente, de urgencia. Mis pulmones fabrican más células de pulmón (un tumor) para absorber más aire; mi ritmo cardíaco tiene un ritmo desenfrenado (taquicardia, fibrilación, extrasístole); mi estómago, esta vez, en lugar de pedir a sus células que segreguen más ácido clorhídrico creará nuevas células (un pólipo) que producirán más ácido; el cuerpo crea una cantidad impresionante de glóbulos rojos nuevos, es la poliglobulia, etc.

El funcionamiento de excepción es, o bien por exceso, como acabamos de describirlo, o bien por defecto: menos glóbulos rojos, menos ácido clorhídrico, menos desarrollo pulmonar, de estómago, de riñones, de hueso… si esto es necesario para adaptarse o para sobrevivir (úlceras, necrosis…). Por ejemplo, en Escandinavia, mi piel necesita menos bronceado para que el cuerpo capte la luz solar (como en la enfermedad de vitíligo); esto será al revés en África. En el espacio, mis huesos se descalcifican, pierden su sustancia, me son menos necesarios debido a la ingravidez. En una situación de miedo, algunos bloquean sus pulmones, dejan de respirar, contienen su respiración.

Por consiguiente, tenemos cinco comportamientos biológicos en función de la necesidad, del acontecimiento exterior:

+++ : fabrico más alvéolos, más estómago…

+ : respiro profundamente, las células de mi estómago se multiplican…

Estado habitual, de base: respiro inconscientemente, la mucosa de mi estómago produce poco ácido…

- : bloqueo mi respiración, bloqueo mi digestión…

- - - : destruyo el parénquima respiratorio, provoco una úlcera de estómago…

La emoción tiene un fundamento biológico

Surge en un **instante de inconsciencia,** de divorcio con uno mismo, aparece de súbito a nuestras espaldas. Efectivamente, ¡no tardamos ni un año en ponernos enfermos o en caernos de una escalera o, incluso, en quedarnos encinta! Este cambio se produce en una fracción de segundo. Esto sucede en un lugar y en un tiempo preciso que se tratará siempre de reencontrar. ¿Por qué? Porque ésta es la única manera de retornar a nuestra consciencia lo que se ha personificado en el síntoma. Si no revivimos ese instante, ese «**bio-shock**», nunca podremos volver a contactar con el sentido biológico de la enfermedad. Se trata, en nuestra experimentación, de una vivencia que hemos sentido una primera vez inconscientemente, sin saberlo.

El bio-shock es un momento de encuentro entre el mundo exterior y nuestro mundo interior. Y este encuentro produce ya sea una satisfacción, ya sea una insatisfacción. Estas dos reacciones son perceptibles gracias a las emociones. La emoción es la huella consciente de una actividad interna, es el indicio de una función biológica satisfecha o no. Hemos comido, nos sentimos saciados, llenos. Si no es el caso, nos sentimos frustrados, enfurecidos, con carencias. Hemos dormido bien, nos sentimos relajados, frescos. Todo a nuestro alrededor garantiza nuestra seguridad, nos sentimos apacibles y nuestro comportamiento se perpetúa; nos relajamos. Pero si el entorno es hostil, entonces el miedo surge de lo más profundo de nosotros con el fin de ponernos al acecho para que después esto nos permita reencontrar la seguridad.

La emoción aparece siempre en un instante, de manera involuntaria, incontrolada y adaptada a la perfección a una situación exterior. Está instalada en nuestro cuerpo de manera precisa (calor en el vientre, tensión en la garganta, hombros pesados, piernas cansadas, hormigueo en las manos, etc.).

Entonces, ¿la emoción es nuestra amiga?... Para responder, déjame preguntarte: ¿cuál es la energía más poderosa?

A mi juicio, es la emoción. La emoción es nuestro carburante, la esencia misma de nuestra vida, nuestro combustible de base. Sólo la emoción nos permite avanzar, nos da ganas de levantarnos por la mañana, de actuar, nos permite cuestionar y seleccionar para ir en la dirección que nos conviene. La emoción provoca encuentros o aislamiento, está en el origen de todas nuestras decisiones impulsivas.

¿Dime, qué sería tu vida sin emociones? Es la emoción del placer la que nos empuja a escoger un plato en un restaurante. ¡Obsérvate! Sin emociones, ¿por qué ir a tal velada, hacia tal colega? La idea de una lectura o de un encuentro crea –anticipadamente– en tus entrañas alegría o repulsión. ¿En función de qué comprarás o no el libro, irás hacia el otro o no? A veces, no ir a una reunión crea malestar, culpabilidad. Para evitarlo, por ejemplo, aceptas ir a la reunión porque la emoción de aburrimiento será menor que la de culpabilidad.

O sea, hay dos motores:

— ir hacia (o mantener) una emoción positiva;
— alejarse de (o eliminar) una emoción negativa.

Sí, ¿qué harías sin el motor emocional? Que seas consciente o no, no cambia nada. Dime: ¿qué acto de tu vida, o qué actitud, se ha engendrado fuera de la emoción? ¿Verdaderamente, podemos actuar a sangre fría?

Es sencillo prestar a nuestros *primos,* los animales, el mismo movimiento interno, una vida emocional. Deseo de alimentarse, de encontrar morada y, cuando la impregnación hormonal está satisfecha, ¿qué decir de ese impulso que empuja a los machos a vigilar el rebaño de las hembras o a desearlo ardientemente o, también, a pelearse? Una vez más, ese miedo, cuando surge el depredador. Algunos, más audaces, llegarán incluso a prestar una forma de emoción al reino vegetal. Basta con ponerse de acuerdo sobre lo que expresa el término «emoción».

Las emociones traducen a nivel consciente lo que se vive a nivel biológico, celular, porque la función de la emoción es transmitir al consciente una función biológica satisfecha *(colmado, saciado, aliviado…)*, o insatisfecha *(agredido, frustrado, hambriento…)*. En este sentido, pienso que **«la emoción es la gasolina que hace funcionar el motor»**. ¡Mira a tu alrededor! ¡Mira en ti mismo! Sin emoción, no hay vida. Sin vida, no hay emoción. Es, a la vez, el bien más preciado y el más descuidado, renegado, rechazado, minimizado, satanizado. Sinónimo de debilidad, está reservado a los profesionales de la emoción, a los artistas de todos los pelajes, a los románticos, a los trovadores, a los cineastas, a los músicos… Porque, para los adultos serios, no es razonable emocionarse en sociedad; en caso de hacerlo, entonces, se hace por poderes. Vamos a un espectáculo y, allí, vemos sollozar al artista, asistimos al drama, a su cólera, le dejamos expresar lo que nos atormenta en las entrañas, le confiamos lo que ya no sabemos decir, decirnos.

Es penoso, una desgracia y una lástima. Un verdadero desastre. Tengo el corazón que se me parte en dos y la baba que, de rabia, me sube a los labios y, en el alma, una melancolía se espesa como una bruma de otoño en el puerto de Londres.

Porque es lo que nos hace vivir, lo que nos mata por defecto. Sí, decir que lo que nos da placer es lo que, por defecto, nos hace sufrir.

Si la espiritualidad, la cocina o el deporte te hacen vibrar y, en sí mismos, dan sentido a tu vida, el día que te los quiten, de lo más profundo de ti llegará la emocional pregunta: ¿por qué seguir viviendo? Si lo que está en el origen de todos tus placeres (como, por ejemplo, el sexo, la cultura, la vida en familia) falta, ¿cuánto sufrirás por haber tenido ese vínculo como fuente de placer?

Inconsciente y biología

> «El individuo, en su medio, es a la vez cuerpo y espíritu. El éxito de la adaptación a este entorno depende de la sinergia armoniosa entre estos dos aspectos de una entidad existencial única. No se puede alcanzar el uno sin el otro, sino por la ilusión de una mirada que privilegia a uno a costa del otro».
>
> Robert Dantzer en *La ilusión psicosomática*

Entonces, ¿responderá la bio-descodificación a la profecía de Sigmund Freud: *«Vuestra generación será aquella que verá hacerse la síntesis entre la psicología y la biología»?* ¿Su amigo C. G. Jung no afirmaba que: *«La enfermedad contiene el oro que no encontrarás en ninguna otra parte»?* Porque las enfermedades, los síntomas, contienen en sí mismos todas las emociones que no te dijiste. ¿Por qué? Pues bien:

— **Nuestro cuerpo es el conjunto de nuestros órganos que garantizan su actividad de forma incons-**

ciente: digerir, latir, coordinar, filtrar, almacenar, segregar…

— **Una sensación negativa, luego una emoción, sobrevienen cuando una función biológica ya no está satisfecha:** alimentarse, dormir, sentirse seguro, reproducirse, moverse… Entonces nos sentimos hambrientos, frustrados, furiosos, irritados, en peligro…

— **El inconsciente es biológico, está en el cuerpo, en cada una de nuestras células. La vida es biológica por naturaleza, por esencia, y psicológica por accidente**, es decir, en el momento de un conflicto, de un imprevisto.

¿Y qué es un imprevisto, un accidente, un «bio-shock»? El bio-shock nace en un instante preciso y se vive en un lugar preciso. Aparece cuando un acontecimiento es vivido como:

— conflictivo e imprevisto,

— dramático (sin solución satisfactoria),

— vivido solo (no podemos compartir lo que sentimos en nosotros mismos, no tenemos las palabras para traducir esto, para expresar lo que se queda impregnado).

Se produce cuando un acontecimiento exterior nos encuentra desprovistos, cuando ya no podemos adaptarnos *a lo que pasa,* no tenemos nada en la recámara, en la memoria, en nosotros, en nuestros aprendizajes, que nos permita salir de la situación: ninguna solución *consciente.* Entonces, sólo nos quedan, como salida, las soluciones *inconscientes,* aquellas que se sitúan en nuestro cuerpo.

Pero, ¿dónde están esas soluciones inconscientes? ¡En nuestras células!, memorias de la evolución, ¡mutaciones exitosas para sobrevivir aún más. Sí, siempre es cuando se produce este imprevisto que es el bio-shock, cuando aparece la vivencia. Es el Oro de la terapia: **dejad llegar a la consciencia la «vivencia biológica conflictiva»**, piedra de Rosetta y piedra de fundación de la bio-descodificación.

En efecto, el sentido de este libro se sitúa en el enunciado de cada vivencia para cada enfermedad, porque cada síntoma físico es una encarnación, una puesta a punto en nuestra carne de un instante preciso, instante conflictivo, es decir, vivido con emoción. ¿Y dónde se encuentran nuestras emociones, cuál es el escenario de expresión? ¡El cuerpo, por supuesto! Siempre él.

Presentación del libro y de su estructura

Seamos claros: el ser humano está enfermo de una falta de vocabulario. Así pues, este libro no es más que un libro de vocabulario, para enseñarte a expresarte. Podrás aprender, para cada enfermedad, las palabras de su **vivencia biológica conflictiva.**

A veces, encontrarás igualmente pistas para continuar tu escucha de comprensión emocional del síntoma; esto será señalado como **«pista(s) para explorar prudentemente»**, prudentemente porque no tenemos la certeza de lo que hay que imponer al prójimo.

Encontrarás otras novedades en esta colección, en particular, **«Los puntos pedagógicos»** como puntos de información sobre tu camino de papel, ¡como un segundo libro en el libro! Su función es permitirte comprender los principios que rigen el proceso de la enfermedad, tales como *preconflicto, ciclos biológicos, etc.*

Para cada órgano y cada síntoma, la mayoría de las veces encontrarás:

— una descripción anatómica y fisiológica;
— los órganos afectados;
— una definición de la patología;
— la vivencia biológica conflictiva;
— pistas para explorar prudentemente;
— el sentido biológico de la enfermedad;
— ejemplos;
— observaciones, en particular sobre el acompañamiento terapéutico;
— los síntomas propios de las fases de la enfermedad;
— una metáfora de animales: la piel es el conflicto del bebé gato que necesita a su madre, su contacto…;
— el estrato biológico afectado por la patología y la vivencia:

1.er estrato de la biología: vivencia arcaica de supervivencia;

2.º estrato: vivencia de agresión, buscamos protegernos;

3.er estrato: vivencia de desvalorización;

4.º estrato: vivencia del conflicto relacional, social.

Y esto cada vez que tenga la información. Porque, a veces, no encontrarás el sentido biológico, sencillamente porque, de momento, lo ignoro; a veces, tampoco habrá ningún ejemplo porque no he tenido un caso que alumbre suficientemente la tonalidad conflictiva. Pero siempre podrás leer por lo menos una proposición de vivencia conflictiva, porque ahí está el sentido de este libro.

✳

Antes de dejarte en compañía de este libro, es decir, de ti mismo, que sepas qué bien precioso será **una relación, una amistad, una familia, una civilización del compartir emocional,** ¡de la capacidad de expresar nuestra vida interior…!

Expresar en cada instante lo que sientes te dará, por añadidura, el derecho a sentir lo que sientes, a pensar lo que piensas, a hacer lo que haces, en una palabra, a ser quien eres.

¡Estar **a la vez consigo mismo y con los demás** garantiza nuestra salud mucho más que lo que comemos, que el lugar donde vivimos y que lo que bebemos! «Lo que purifica, cuida y cura al hombre no es lo que entra en él, sino lo que se desprende de él»…

✳

Que este libro te permita contactar con la conciencia y poder expresar lo que vives en ti de conmovedor, ése es mi deseo.

Punto pedagógico: «Bajo prescripción médica»

En numerosas ocasiones, en esta colección, podrás leer una advertencia de este tipo:

«Toda enfermedad requiere una presencia médica. Desde luego, sólo un médico está habilitado para diagnosticar, tratar y seguir la evolución de estos síntomas».

No se trata de una fórmula educada e hipócrita por mi parte, sino de una verdadera recomendación. Actualmente, demasiados terapeutas juegan a aprendices de brujos, y regulan, inconscientemente, esa relación con la autoridad, con el padre… Todos estos rebeldes ponen a sus pacientes en peligro. Creyéndose bien intencionados, olvidan que la medicina, aunque tiene sus límites, también tiene sus competencias, de las que no hay que privar a nadie. Una de las trampas del terapeuta es creer en la omnipotencia: la suya, la del paciente, la del inconsciente...

Sin embargo, los hechos demuestran que ningún enfoque terapéutico en el mundo cura a todo el mundo de todo y todo el tiempo. La complementariedad, la apertura, la inteligencia puestas en común, ofrecen más posibilidades de curación que cualquier movimiento aislado.

Lo que importa durante la terapia de descodificación es el síntoma. Nos apoyamos en el síntoma para proponer una descodificación. Pero si «esto no lo siente» la persona, insistir no servirá de nada. El terapeuta se encuentra siempre frente a la complejidad del ser humano. Le corresponde ser infinitamente prudente en el momento en que propone una descodificación. Debe estar siempre vigilante a las reacciones del paciente, reacciones emocionales.

INTRODUCCIÓN

El aparato cardiovascular está constituido por una bomba, el corazón, envuelta en una capa protectora, el pericardio, y por canales, los vasos sanguíneos (arterias, venas, capilares). Su función consiste en impulsar enérgicamente la sangre a todos los rincones del cuerpo, a todas y cada una de las células. La sangre transporta los elementos vitales, tales como el oxígeno y el azúcar. En su recorrido, la sangre utiliza primero los canales que van del corazón a los distintos órganos, es decir, las arterias, y luego los otros canales que regresan de los órganos al corazón, es decir, las venas. La irrigación del corazón depende de los vasos sanguíneos conocidos como arterias coronarias (coronas). El corazón, elemento central del aparato cardiovascular, pone bajo presión la sangre. Los aparatos cardíaco y respiratorio están funcionalmente ligados.

Las enfermedades cardiovasculares son la primera causa de mortalidad en Francia y en Estados Unidos. De ahí la importancia de ese corazón que nos somete a una tensión permanente con el objetivo de reaccionar, de pelearnos o de defender el territorio.

GENERALIDADES

Punto pedagógico: Anatomía, fisiología y conflictología están relacionadas

La anatomía y la fisiología nos permiten comprender el sentido biológico de las enfermedades y la naturaleza de los conflictos.

La **anatomía** es el estudio de la estructura de un organismo o de un órgano.

La **fisiología** está en relación con la función y la misión de los diferentes órganos. Quieren mantener la homeostasia.[1]

La **conflictología** es el estudio de los conflictos. La conflictología vuelve al estudio de la fisiología y al conocimiento de las funciones de cada órgano. Para entender a alguien que tiene demasiados glóbulos blancos, o una disminución de éstos, vuelve al estudio de la función del glóbulo blanco. ¿Para qué sirve un glóbulo blanco? El glóbulo blanco sirve para distinguir el yo del no-yo. Todo el mundo está de acuerdo sobre esta función del glóbulo blanco, como todo el mundo está de acuerdo sobre la función del

---

1. La homeostasia es el estado del equilibrio. Es algo virtual. Estamos permanentemente en desequilibrio, tratando de buscar nuestra homeostasia. En cada momento nos falta el oxígeno, así pues respiramos. En cada instante, nuestro corazón, nuestros riñones funcionan con ese objetivo. A cada paso, basculamos y nos arriesgamos a caer a causa del desequilibrio y, también a cada paso, en un instante, nuestro cuerpo reencuentra, rápidamente, su estabilidad.

corazón, que sirve para propulsar la sangre. La conflicto-logía por el exceso de glóbulos blancos es: «Tengo que distinguir más todo lo que me es extraño, todavía hay más peligro», «¿Seré capaz de distinguir el yo del no-yo?». Y si no hay suficientes glóbulos blancos: «No hace falta que me distinga del exterior, que me proteja, que me defina en la diferencia».

La fisiología reenvía al conflicto y el conflicto reenvía a lo vivido por la persona.

Vamos a apoyarnos en la fisiología para entender mejor y sentir lo que es el cuerpo, es decir, lo que es el conflicto; es decir, la historia, ya que la fisiología nos reenvía al conflicto y el conflicto nos reenvía a lo vivido por la persona. Todo esto está ensamblado. Es una única y misma cosa.

De lo global al detalle

Hay que tener una visión macroscópica (global) y microscópica del órgano, preguntarse dónde se sitúa el corazón y lo que pasa a nivel celular. ¿De dónde viene la arteria coronaria? ¿Viene de la aorta, o va hacia ella? ¿Para qué sirve, de qué células está constituida, etc.?

Se trata de conservar la capacidad de una visión con suficiente distancia y de poder avanzar en cada detalle. De esta manera, como algunos operadores de cámara, pasamos el *zoom* adelante y atrás. Aquí está el espíritu de la conflictología.

✳

EMBRIOLOGÍA

Durante la embriogénesis, podemos observar en el tórax del embrión dos vasos, una vena y una arteria, que son como dos tubos uno al lado del otro y que van a enroscarse el uno en el otro. Y esto es lo que poco a poco constituirá el músculo cardíaco.

En la pared de los vasos sanguíneos grandes hay músculos y, en el tórax, esos dos vasos se hipertrofian para convertirse en el músculo cardíaco.

El **mesodermo** va a constituir:
— el pericardio, el miocardio y el endocardio, las tres capas del corazón;
— la mayoría de los vasos sanguíneos: venas, arterias, capilares;
— y los elementos de la sangre (glóbulos blancos, glóbulos rojos y plaquetas).

El proceso del desarrollo del corazón

En el vigésimo primer día, el corazón tiene su forma definitiva.

En el vigésimo cuarto día, empieza a latir. Hay algunas contracciones, pero no son realmente eficaces, es el principio de las pulsaciones del corazón, de su actividad.

En el vigésimo noveno día, se vuelve eficaz; es decir, impulsa la sangre.

EL CORAZÓN

El corazón es un músculo del que parten y al que llegan grandes vasos sanguíneos: las arterias y las venas. Está rodeado de tejido adiposo. **Las cavidades cardíacas son mínimas.** La mayor parte está formada por músculos. El corazón es el músculo del cuerpo que más trabaja. En el interior de las cavidades se encuentran las válvulas y los pilares. Las válvulas se contraen regularmente y hacen de bisagra para evitar el retorno de la sangre.

El corazón es un músculo rojo. Existen dos familias de músculos: los músculos rojos y los blancos. El músculo rojo, por definición, es un músculo voluntario y consciente, pegado al esqueleto. El músculo blanco es involuntario, inconsciente (por ejemplo, el estómago, el intestino, algunos esfínteres). No decidimos digerir o enviar el bolo alimenticio al intestino. El corazón es una excepción: es un músculo rojo e involuntario.

El corazón está situado detrás del esternón con su punta ligeramente inclinada a la izquierda.

Las tres capas del corazón

— el endocardio,
— el miocardio,
— el pericardio.

Las cavidades del corazón están revestidas de una capa de células específicas, el endotelio. Es el **endocardio:** *endo* = interior; *cardio* = corazón; *mio* = músculo; *peri* = alrededor).

El **pericardio** está formado por dos láminas, una de ellas pegada al músculo del corazón. Entre estas dos láminas se secreta un fluido que hace de lubricante e impide que las envolturas se «calienten», ya que el corazón está en constante movimiento, pero lo que hay a su alrededor no se mueve. El pericardio, como la pleura, es una membrana serosa.

Y entre el pericardio y el endocardio se encuentra la parte esencial: el músculo, denominado miocardio.

El **miocardio** es un músculo excepcional. Es, a la vez, un músculo rojo y un músculo involuntario. Está formado por fibras musculares circulares; el corazón se contrae en un sentido, de arriba hacia abajo, ya que la sangre llega primero a las dos cámaras superiores, las aurículas, y después se dirige hacia los ventrículos, las cámaras inferiores.

El corazón: una masa de músculo

El corazón es excepcional porque es un músculo rojo estriado, pero involuntario e inconsciente. Su contracción sigue la norma del «todo o nada». Ha de haber una estimulación suficiente y, entonces, se contrae. Si la estimulación no es suficiente, no se contrae lo más mínimo. El intestino no sigue la norma del «todo o nada»: podemos tener diarrea, podemos estar estreñidos, ir de vientre cada ocho días, o todos los días, o cada seis días. Hay un matiz, un *crescendo*. Pero en el caso del corazón, es la norma del «todo o nada». O bien se contrae, o bien no se contrae. Es un músculo particular, ya que no es tetanizable. Aunque los músculos rojos pueden tener calambres, no podemos tener un calambre en el corazón.

El corazón: dos corazones, dos circulaciones y un músculo

Cuando hablamos del corazón, sería más apropiado hablar, de hecho, de dos corazones: el corazón derecho y el corazón izquierdo. Es cierto a nivel funcional y a nivel de la embriogénesis. Por lo tanto, podríamos hablar de dos *semiórganos*. Por un lado, el que es puramente arterial, por el otro, el que es asombrosamente venoso.

Existen dos tipos de respiraciones: pulmonar y celular. Tanto la sangre oxigenada como las arterias, en descodificación biológica, están vinculadas a lo masculino porque salen del corazón; y el corazón, en descodificación, es el símbolo del hogar, de la familia, de la casa.

Lo que contiene a la familia y lo que sale es masculino, es el hombre arcaico que sale de su gruta, abandona la casa para ir a cazar, ir al trabajo o a la aventura. Mientras que la mujer prehistórica se queda en casa, práctica la recolección y se dedica a la crianza de los hijos, mantiene el hogar, el fuego. En descodificación biológica, todo lo que es venoso se va a asociar al regreso al hogar, a la casa, a lo femenino.

El corazón y, sobre todo, los vasos sanguíneos son «los que contienen los lazos de sangre».

En relación con la anatomía, o sea, con la fisiología, o sea, con la conflictología, **¿qué podemos empezar a deducir?** El corazón es como un tubo musculoso, que da la fuerza. Así pues, la vivencia conflictiva en caso de padecerla podría ser: «*desvalorización por falta de fuerza*».

Una **jugarreta** vivida en *digestivo* afectará al colon y vivida en *cardiovascular* afectará a las venas. Es la doble entrada

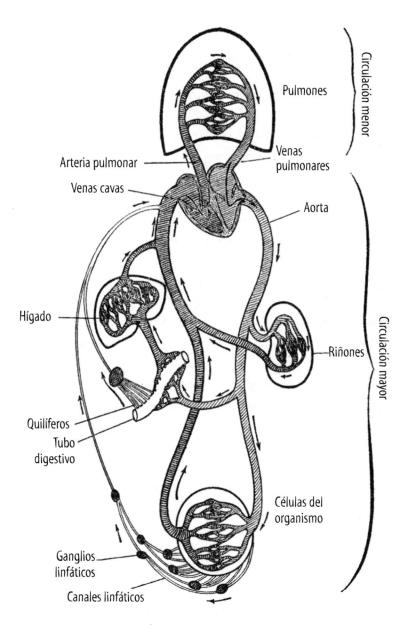

Pulmones

Circulación menor

Arteria pulmonar

Venas pulmonares

Venas cavas

Aorta

Hígado

Riñones

Circulación mayor

Quilíferos

Tubo digestivo

Células del organismo

Ganglios linfáticos

Canales linfáticos

Circulación sanguínea y linfática

biológica. Si en el sistema *respiratorio* hay algo asqueroso, que apesta, afectará a los senos paranasales. A nivel cardiovascular, son las venas las que se ocupan de todos los desechos, de las cosas pesadas y podridas.

Las tres circulaciones

Primera circulación: la circulación mayor

Las arterias contienen sangre roja, rica en oxígeno. Aportan este oxígeno a todas las células del cuerpo. Es lo que llamamos la circulación mayor. Este oxígeno viene de los pulmones; entra continuamente en los pulmones, pasa por las venas pulmonares y después va al corazón. A continuación, es conducido a todas las células del cuerpo. Llega a las células, que necesitan este oxígeno, indispensable para la vida. Las células completan las cuatro funciones básicas, que son: respirar, eliminar, alimentarse y reproducirse. De esta manera, las células respiran para producir la energía, la combustión y la transformación de la materia. El oxígeno es un elemento químico que la célula asociará a otros elementos químicos para fabricar la materia. No son nuestros pulmones los que respiran. Es la célula la que utiliza el oxígeno.

De cada célula saldrá, a continuación, el CO_2 (gas carbónico, también llamado dióxido de carbono o anhídrido carbónico), que es el deshecho de esta combustión. El CO_2 toma prestado el circuito de las venas que, por definición, regresan al corazón, el corazón derecho. La sangre es de color azul, está viciada, contaminada por el gas carbónico; la vena cava recibe esta sangre sucia que, después, irá a los pulmones que eliminarán el gas carbónico y tomará el oxígeno.

Segunda circulación: la circulación menor

Se lleva a cabo **entre el corazón y los pulmones**, órganos anatómicamente cercanos. El corazón se sitúa en medio de los pulmones, en un espacio denominado **mediastino**. Es un lugar importante. Alberga también los ganglios linfáticos, el timo, etc.

Tercera circulación: la minicirculación o circulación coronaria

Las arterias coronarias son las primeras arterias que nacen de la aorta desde su salida, para ocuparse del corazón y llevarle oxígeno de modo que pueda funcionar por sí mismo.

Metáfora: la función de un restaurante es la de alimentar a los clientes, darles de comer, pero el cocinero también come. Para dar de comer a los demás, él mismo tiene que comer. Y en tanto que psicoterapeuta, para poder ocuparse de los demás, es indispensable sentirse bien consigo mismo. Es la función del supervisor, su utilidad. Es fundamental cuidarse a uno mismo. Del mismo modo, la arteria coronaria se ocupa del corazón. Lo alimenta y lo oxigena. Las venas coronarias recuperan los desechos del músculo cardíaco, los cuales, gracias a las arterias pulmonares, regresan a los pulmones pasando por el corazón derecho.

La **circulación mayor** está garantizada por el corazón izquierdo. El corazón tiene una masa muscular desigual. La masa más grande está en el corazón izquierdo, especialmente en el ventrículo izquierdo. ¿Por qué? Porque es necesario que el corazón actúe aumentando la presión de la sangre para llegar a las extremidades del cuerpo, hasta las puntas de los pies. De hecho, es este ventrículo, y después las arterias, los que van a transportar la sangre oxigenada, la sangre viva, las cosas buenas, las cosas útiles, positivas, hasta las extremidades del cuerpo. En ese corazón izquierdo, el ventrículo pondrá bajo presión a la primera arteria, la aorta, y a continuación a las otras, las que van al cerebro, las arterias carótidas internas, la que va a los riñones, la arteria renal, etc.

El corazón derecho es, por su parte, menos musculoso, ya que sólo envía la sangre a los pulmones, órganos cercanos anatómicamente hablando, gracias a la circulación menor.

El corazón está en reposo, la arteria envía la sangre al cuerpo

Cuando el músculo cardíaco se contrae, la energía se recupera por la pared muscular de las arterias.

Cuando el corazón está en reposo, el músculo arterial repercute la energía en la sangre para conducirla más lejos. La energía de las arterias servirá de relevo.

. . .

En **resumen**, podemos decir que el sistema cardíaco es un conjunto que consta de tubos musculosos con válvulas de no retorno para permitir que la sangre circule por espacios cerrados en una sola dirección. Durante la embriogénesis, como hemos visto, una vena y una arteria torácicas se encuentran, abrazándose la una a la otra, momento importante, momento de encuentro de lo masculino y lo femenino; el corazón derecho se asocia a lo femenino y el izquierdo a lo masculino. Es un momento de intimidad, de cooperación, de asociación a niveles físico, psíquico, anatómico, biológico.

El corazón está formado por cuatro cámaras o espacios: en su parte superior se encuentran las aurículas y en su parte inferior, los ventrículos –pequeñas orejas, pequeños vientres.

Neurología y cardiovascular

El bulbo raquídeo y el hipotálamo se ocupan de la vasoconstricción y de la vasodilatación, es decir, de la contracción y de la dilatación de los vasos.

En la pared de las arterias, y especialmente en la de la aorta y en la de las carótidas, las grandes arterias, se encuentran los centros nerviosos, los músculos y un endotelio (comparable a una mucosa interna a la luz de los vasos sanguíneos). En la pared de las arterias, se encuentran también los barorreceptores y los quimiorreceptores.

Los **barorreceptores** son sensibles a la presión sanguínea, a la tensión arterial. Si ésta es demasiado alta o demasiado baja, los barorreceptores la reajustan actuando sobre el flujo cardíaco, sobre las arteriolas y sobre los centros nerviosos. Si la presión es demasiado baja, enviará información a los centros nerviosos que reaccionarán, por ejemplo, en las arteriolas.

Los **quimiorreceptores** también están en las arterias grandes. Es como un laboratorio permanente. Son sensibles a las tasas de oxígeno, de gas carbónico... Y si hay una falta de oxígeno, o demasiado gas carbónico, informarán de ello al cerebro. Y en consecuencia, éste actuará sobre los pulmones y el sistema ortosimpático.

Autonomía neurológica del corazón

El corazón tiene algo muy especial, su autonomía neurológica: puede latir solo. Seccionamos el corazón de un animal y continúa latiendo, porque tiene su propio sistema nervioso. Sólo precisa ser irrigado.

Está bajo el control esencial del neumogástrico. Este tono vagal —el nervio vago, o nervio neumogástrico, o el décimo par de los nervios craneales, son sinónimos— es permanente. Este tono siempre está estimulando el corazón. Así pues, hay un tono vagal —o una vagotonía— permanente, moderador. Este nervio ralentizará las pulsaciones cardíacas a través de un mediador químico denominado acetilcolina.

El corazón es autónomo pero no lo es, ya que no por ello está aislado del cuerpo. La autonomía no es la separación. Puede ser autónomo, pero su funcionamiento se adaptará en función de las necesidades del organismo.

El corazón depende de un segundo sistema que no es moderador, sino acelerador. Es el sistema simpático (u ortosimpático). Este sistema acelerará el ritmo cardíaco a través de otro mediador químico: la noradrenalina. Su acción no es permanente, es intermitente; es activa cuando es necesario.

El corazón está siempre ralentizado, y a veces acelerado. Si el nervio vago no estuviera permanentemente para ralentizar, el corazón se aceleraría.

El **sistema cardioacelerador** se encuentra en las vértebras dorsales D1 y D2. Cuando alguien llega con una patología de D1 y D2, que sepas que las vértebras D1 y D2 están relacionadas con la aceleración del corazón.

¿Por qué esa necesidad permanente de ralentizar?

¿Qué ha pasado para que en un momento determinado de la evolución haya habido esa necesidad de ralentizar permanentemente el ritmo cardíaco? Una hipótesis: ¿podría ser para «ahorrar energía», para no tener un corazón que late muy deprisa como el de algunos animales? Si observamos un ratón, su corazón late a 180 pulsaciones por minuto y va a vivir 2 o 3 años. Vivir en vagotonía permite vivir más tiempo. Es una hipótesis biológica.

En la evolución, hemos pasado del estadio de presa al estadio de depredador, y el depredador descansa. El león descansa. La gacela no duerme. Tal vez, la evolución se ha hecho del sistema simpático al sistema parasimpático. Al principio somos una presa, o sea, simpaticotonía, y a continuación nos convertimos en predador, o sea, vagotonía.

Punto pedagógico: Los dos pesos de la balanza: ¿déficit o exageración?

¿Está la taquicardia causada por un déficit del nervio vago, o por una exageración del sistema simpático? Son conflictos diferentes. Y nos vamos a encontrar con esta pregunta en todas las enfermedades.

Para regular la glicemia, existen dos hormonas principales:

— el glucagón, una hormona hiperglucemiante, es decir, que aporta azúcar a la sangre,

— la insulina, una hormona hipoglucemiante.

Alguien tiene demasiada azúcar. ¿Es debido a una falta de insulina o a un exceso de glucagón (puesto que el cuerpo tiene esos dos sistemas reguladores)? El conflicto de «demasiado glucagón» y el de «insulina insuficiente» no son el mismo conflicto. Esto es muy importante para la descodificación biológica.

En lo que concierne a los huesos, podemos hacernos la siguiente pregunta: cuando uno se descalifica, ¿es a causa de los osteoblastos, es decir, las células que construyen el hueso, que trabajarían menos, o es a causa de los osteoclastos, es decir, de las células que destruyen el hueso, que trabajarían demasiado? Esto no será, por supuesto, la misma tonalidad conflictiva que relaciono con la goma y el tintero. Separación o agresión.

En todas las enfermedades, podemos ir al detalle. Cuando dos órganos tienen que equilibrarse, ¿hay uno que trabaja demasiado u otro que no trabaja lo suficiente?

La revolución cardíaca: sístole auricular, sístole ventricular, diástole

Eso que denominamos la revolución cardíaca se descompone en tres tiempos. Es una sucesión:

—de contracciones de las aurículas,

—de contracciones de los ventrículos,

—y luego de reposo.

El corazón se contrae: es la sístole. Luego reposa: es la diástole.

Un anillo fibroso se encuentra entre las aurículas y los ventrículos. El impulso nervioso recorre las fibras musculares y se detiene a nivel de ese núcleo fibroso. Las aurículas se contraen al mismo tiempo. Y, con cierta demora, el impulso llega a los ventrículos que se contraen en una segunda etapa. Se produce, en primer lugar, la sístole auricular, después, la sístole ventricular, y, en una tercera etapa, todo está en reposo: es la diástole.

Y durante la diástole, son las arterias las que se contraen.

1.º) Sístole de las aurículas.

2.º) Sístole ventricular. La función es más importante, más músculo, más contracción. La duración es más larga.

3.º) Después sigue la diástole: el reposo.

Si tomamos una unidad de tiempo y la dividimos en cinco, una quinta parte del tiempo se corresponde a la contracción de las aurículas, dos quintas partes a la contracción de los ventrículos y dos quintas partes al reposo cardíaco.

Cuando el corazón trabaja más –deporte, esfuerzo–, la diástole disminuye, así como durante un estrés emocional. En cuanto hay aceleración del corazón, es el momento de la diástole, que disminuye.

	SÍSTOLE	SÍSTOLE DE LAS AURÍCULAS	DIÁSTOLE DE LOS VENTRÍCULOS
Las válvulas MITRAL TRICÚSPIDE	**se cierran** 1.er ruido		
Las válvulas SIGMOIDEAS		**se cierran** 2.º ruido	
			Relajación larga

La válvula **mitral** es una bisagra entre la aurícula y el ventrículo izquierdos.

La válvula **tricúspide** es un bisagra entre la aurícula y el ventrículo derechos.

Las válvulas **sigmoideas** son bisagras entre los ventrículos y el exterior del corazón, con el fin de forzar a la sangre a ir en una sola dirección, a que no se dé la vuelta.

Durante la sístole ventricular, las válvulas sigmoideas permanecen abiertas para que la sangre tome la buena dirección, el camino hacia el exterior, las arterias. La tricúspide y la mitral están cerradas porque, evidentemente, la sangre no debe remontar, excepto si existe el conflicto: «hay un problema en la casa entre lo masculino (papá) y lo femenino (mamá)».

Válvulas:

– en el lado derecho – femenino – la tricúspide,
– en el lado izquierdo – masculino – la mitral.

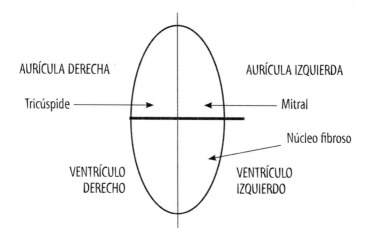

Los ruidos cardíacos

La contracción de las aurículas se denomina la sístole auricular. La sangre es enviada a los ventrículos, las válvulas mitral y tricúspide se cierran. Es el primer ruido. La sangre ahora está en los ventrículos, después los ventrículos se contraen a su vez para empujar la sangre hacia el exterior (las arterias: la aorta y la arteria pulmonar). Es la sístole ventricular.

Después de esta segunda contracción, el músculo cardíaco se relaja y las válvulas sigmoideas se cierran (arteria pulmonar y aorta). Es el segundo ruido.

Entonces, hay un gran silencio que llamamos la diástole. El corazón reposa.

El pulso

El pulso manifiesta la onda de choque a lo largo de la arteria. Es la propagación del latido cardíaco a lo largo de la arteria. Es el encuentro entre la masa sanguínea saliente y la masa sanguínea existente en las arterias. Se produce un *shock*, un encuentro entre la sangre que sale y la que ya está allí.

La función hormonal del músculo cardíaco

Otra función del músculo cardíaco –menor– es su función hormonal. En la pared de la aurícula derecha, se encuentra una glándula hormonal que produce una sustancia química que tiene por función hacer orinar; es decir, eliminar la sal y el agua a través de los riñones.

Si, en el circuito vascular, la masa sanguínea es demasiado grande, el corazón no puede funcionar correctamente, la aurícula está informada dado que recibe la sangre. La aurícula secretará esta sustancia que da la orden a los riñones de eliminar la sal (sodio: NaCl). El agua sigue a la sal («la mujer debe seguir a su marido» –el sodio es masculino y el agua femenina), y vamos a orinar. Esto permite disminuir la masa sanguínea.

En términos de conflicto, cuando las personas orinan demasiado, podemos indagar si no viven una masa sanguínea demasiado grande, en la realidad o en el imaginario. ¿Qué puede representar la masa sanguínea en la descodificación biológica simbólica? ¿Y para tal persona? ¿Su familia?

Punto pedagógico: Consulta a tu médico

Muchas son las causas que pueden atribuirse a una poliuria. Ésta puede deberse a un exceso de azúcar en la sangre, a un problema de masa sanguínea: «tengo demasiada masa, estoy desbordado». Es preciso explorar cuál es el conflicto biológico que está relacionado con esto. Y es preciso explorar en lo vivido por la persona. Podemos encontrar una causa cardíaca. Muchas hormonas se ocupan de la eliminación renal. Esto es un efecto, pero puede haber muchas causas: una causa renal, una hormonal, una neurológica.

Y sólo un médico está habilitado para emitir un diagnóstico y prescribir un tratamiento.

LOS VASOS SANGUÍNEOS

Existen tres tipos de vasos:
- las venas,
- las arterias,
- los capilares.

Los vasos sanguíneos tienen la función de unir los pulmones a las células y las células a los pulmones, de establecer un vínculo entre todas las células del cuerpo. Los vasos son las autopistas, las nacionales, las locales, los caminos vecinales del cuerpo. Existen dos grandes familias de vasos: las arterias y las venas.

La arteria, por definición, es lo que sale del corazón. Es ella la que va a transportar la sangre limpia, la sangre oxigenada del corazón hacia las células. La vena regresa al corazón, transporta los desechos que provienen de las células hacia el corazón y después a los pulmones para que esos desechos sean eliminados. Los capilares son el punto intermedio entre la red arterial y la red venosa. El punto de intercambio con el mundo celular.

Las tres funciones de la sangre y de los vasos sanguíneos

Primera función: aportar lo positivo

Los vasos **distribuyen,** a todas nuestras células y en todo momento, los **elementos nutritivos y el oxígeno. La sangre es un órgano completo** como, por ejemplo, lo son el cerebro, los pulmones, el esqueleto.

Segunda función: eliminar lo negativo

Los vasos sanguíneos drenan el cuerpo de sus desechos para llevarlos hacia los órganos específicos, excretores de desechos como, por ejemplo, los pulmones, los riñones y la piel.

Tercera función: unir, informar

Todas las células sanguíneas están siempre en comunicación (teoría del doctor Vial:[2] toda información que llega a un lugar determinado informa sobre ello a todo el circuito).

---

2. Bernard Vial, *Dictionnaire affectif des plantes*, ediciones Testez.

El aparato sanguíneo sería el primer cerebro, antes de la existencia de los nervios. Algunos autores afirman que en la sangre se encuentra, en ciertas proteínas, **una memoria de toda nuestra vivencia**. Sea lo que sea, la sangre une un órgano al otro. En el mismo momento, la sangre está en el hombro derecho, en la rodilla izquierda, potencialmente está en todos los sitios a la vez. **Está en contacto con todas las células**, como lo está también el sistema nervioso.

Todo el cuerpo, todas las células, todos los órganos están relacionados. Es un circuito cerrado, que tiene una presión interna. Está herméticamente cerrado, salvo al nivel de los capilares.

Los tres elementos de la sangre

Serán ampliamente estudiados en hematología:
—glóbulos blancos,
—glóbulos rojos,
—plaquetas.

Punto pedagógico: La masa sanguínea nos dice: «Es más importante solucionar los problemas que buscar los recursos»

La mayor parte de la masa sanguínea se encuentra en las venas: el 55 por 100. Más de la mitad. Lo esencial de nuestra conciencia biológica, sanguínea, gira en torno a drenar los desechos. **En caso de conflicto, la función biológica se convierte en nuestra conciencia emocional.** Es crucial eliminar los desechos, solucionar los problemas. Es como si solucionar los problemas fuera más importante que ir a buscar los recursos (función de las arterias).

¿Dónde ponemos la conciencia?

— El 55 por 100 de la sangre se encuentra en las venas: de ahí la importancia de solucionar los problemas.

— El 25 por 100 está en los pulmones: importancia del intercambio, de la eliminación de los desechos y de la restitución del oxígeno.

— El 10 por 100 en las arterias, éste es el lugar rico en oxígeno, en vida.

— El 4 por 100 en el corazón.

— El 6 por 100 en los capilares.

¿Dónde pongo mi conciencia? ¿Dónde pone cada uno, en cada momento, su conciencia? Alguien que consulte por un problema de intestino ha puesto su conciencia en «¿digiero el mundo exterior?». Alguien que tiene problemas renales ha puesto su conciencia en la importancia de los puntos de referencia.

Ésta es su manera de estar en el mundo, modo estructural o cronológico (de un instante). El PNL habla de visuales, de auditivos.

¿Dónde pongo mi conciencia? ¿En lo que veo o en lo que oigo? ¿Voy al concierto o a una exposición de pintura?

La sangre no puede estar en todas partes a la vez. Va a favorecer un lugar u otro.

En vagotonía, la sangre va a favorecer más bien la periferia, los capilares.

En simpaticotonía, nuestra sangre va a ir hacia el interior. Cuando estoy estresado, me encierro. Voy hacia mi interior, me recojo. Me ocupo del corazón, de los pulmones, del cerebro.

Nuestra masa sanguínea se desplaza.

✳

ARTERIAS CORONARIAS

El conflicto del terrateniente, del rey.

Anatomía, fisiología

Coronaria quiere decir «corona», como aquella que adorna la frente del soberano, señor de su reino.

Las coronarias son tubos que rodean el corazón. Se han identificado dos arterias coronarias grandes y veinte pequeñas. Se comunican entre ellas. Estas arterias coronarias están formadas de varias capas que se denominan túnicas. Éstas están tapizadas de tejido epitelial escamoso, que es inervado y permite sentir el dolor.

Las arterias coronarias salen del corazón izquierdo.

Las venas coronarias van al corazón derecho (el atrio).

Embriológicamente, las venas y las arterias coronarias derivan de los arcos branquiales (ectodermo: 4.º estrato).

Punto pedagógico: Los cuatro estratos de la biología

El primer estrato concierne a los órganos que se dedican a funciones arcaicas como comer, respirar, eliminar, reproducirse: estómago, pulmones, riñones…

El segundo estrato contiene los órganos que nos protegen de cualquier ataque exterior: piel, pericardio…

El tercer estrato está centrado en los órganos que nos estructuran y tienen, por lo tanto, un valor específico.

El cuarto estrato está en relación con los órganos que permiten la vida de relación.

La vejiga, en el primer estrato, está ahí para contener la orina. En el cuarto estrato, sirve para marcar el territorio, en el marco de una organización social; en efecto, marcar los límites tiene una función social: poner barreras.

Las hormonas están relacionadas con la vida social y, en esta organización social, está el mundo animal de los dominantes, los jefes. Como en el caso del ser humano. Hay un solo presidente de la república, algunos ministros, alcaldes, directores. Los otros son segundos lobos.

En la manada, domina el lobo alfa –sólo hay uno–. Y luego, siguen los otros lobos, que no se reproducen. No van a montar a las hembras y no tendrán hijos. Están ahí para cazar las presas, para que haya una manada, una vida social. Esto pasa también en el caso de los monos grandes y de los hombres. Esto quiere decir que aquel que es designado para ser el primer lobo tiene más fuerza, más poder, más capacidades. En cuanto sobreviene un *shock*, una amenaza en el territorio, fabricará más hormonas masculinas –la testosterona–. Y va a ser agresivo. Siendo más agresivo, podrá mantener el territorio, conservarlo. Cuando no funciona, se vuelve femenino.

En relación con los segundos lobos, en cuanto hay un conflicto, un problema, se van, se convierten rápidamente en femeninos. Su nivel hormonal desciende inmediatamente. En conflicto activo, pierden peso y comen menos.

Órganos afectados

Arterias coronarias; vesículas seminales.

La vivencia biológica conflictiva general

La tonalidad central es *social*.

PÉRDIDA DEL TERRITORIO O DEL CONTENIDO DEL TERRITORIO
Por ejemplo, cuando la pareja abandona el territorio.

Nos peleamos por ese territorio, para conservarlo o reconquistarlo.
Territorio perdido.
«Quiero ser el jefe».
Es el agujero dramático del conflicto de los bronquios (amenaza en el territorio).
«Tengo que defender el territorio».
¿No decimos que el corazón late? y la pregunta es: «¿por quién?» o «¿contra quién?».

. . .

Es un conflicto masculino en el caso de los diestros en edad de procrear.

En las **mujeres menopáusicas o zurdas**, los signos son menos fuertes, pero sufren más la depresión.

Es un conflicto de pérdida de **territorio sexual** masculino.

. . .

Conflicto de pérdida de territorio no sexual:
en el hombre diestro: bronquios,
en el zurdo: laringe,
en la mujer diestra: seno izquierdo,
en la zurda: seno derecho.

Vesículas seminales:
Conflicto de pérdida de territorio sexual, relacionado con la descendencia o la seducción.
ZURDO(A): Conflicto biológico de frustración sexual. Casi siempre acompañado de depresión.

Etimología: ang = encerrar

Angina, angina de pecho, ángor, angustia = encerrado (angustiado): «tengo algo, no quiero que se me escape, lo retengo, lo encierro». Esto puede referirse al trabajo, la alianza, su mujer.

Para alguien que desarrolla una angina (amígdalas), el pedazo está en la garganta y «quiero guardar el trozo», «tengo un pedazo de placer, de adulación, de fiesta, pero todavía podría escapárseme. Así pues, cierro la garganta».

Si lo vivo en cardiovascular, tengo una angina de pecho, una crisis de ángor.

Es: «Quiero conservar mi territorio. Cierro». Y hay. «Quiero retener, encerrar».

Si lo vivo en psíquico, es la angustia y puedo preguntarme: «¿A quién quiero retener, quién se me escapa?».

Infarto en reposo, infarto en esfuerzo

Hay dos tipos de infartos. El que se presenta en el momento de un esfuerzo y el que llega en un momento de reposo.

El primero surge en el momento de realizar un exceso de esfuerzo; puede suceder en el cardiólogo, durante un electrocardiograma de esfuerzo. Fue el caso de René Goscinny, el guionista de Astérix. Él cuenta la historia de esos galos que no quieren perder su territorio. Astérix es una historia de territorio. Se conserva el último territorio y el creador del cómic muere de un infarto durante una prueba de esfuerzo.

Se trata de un conflicto activo.

El infarto en reposo es como una verificación. «He tenido un conflicto, más o menos lo he superado y revivo ese conflicto en mi sueño, en mi descanso, para verificar su integración». Noción a la vez biológica y psicológica. La gente tiene problemas y los soluciona. Algún tiempo más tarde, este mismo problema se representa bajo otra forma (sueño, pensamiento, evocación…) para probar, verificar, para saber si está, realmente, solucionado. Por ejemplo, unas personas han dejado de fumar, los compañeros los chinchan ofreciéndoles un cigarrillo. Un sueño durante la noche, o bien una película, puede volvernos a poner en contacto con la tonalidad conflictiva.

Las preguntas a plantearse son:

— «¿Mi conflicto está profundamente resuelto?».

— «¿Ha durado mucho tiempo?».

— «¿Tengo suficientes reservas y recursos para superarlo?».

Punto pedagógico: La verdad científica de ayer no es la de hoy, la de hoy no es la de mañana

No hay una verdad científica eterna. Estamos en una verdad en crecimiento, evolutiva, que se transforma, con implicaciones terapéuticas que también se transforman.

Hace veinte años, los cardiólogos pedían a los pacientes que habían sufrido un infarto de miocardio que se movieran lo menos posible, que guardaran reposo y que se quedasen en casa. Después, gracias a la investigación, han prescrito progresivamente a los mismos pacientes que hagan actividades, que vayan en bicicleta, que caminen sobre una cinta de correr para reeducar el músculo cardíaco, estas reeducaciones tendrán lugar en una clínica especializada, bajo supervisión médica. Ejemplo: una hora de bicicleta, cuatro veces por semana durante cuatro meses.

¿Y mañana? ¿Qué pasará mañana? ¿Quién puede saberlo, tanto para los cuidados de enfermedades cardíacas como para otras patologías?

¿Qué es el territorio?

Sólo lo que nos hace vivir puede hacernos sufrir, sólo lo que es importante para nosotros puede crear un conflicto.

El territorio es propio de cada uno.

El corazón = el territorio, la casa. El equivalente para la mujer es el seno izquierdo. Para el hombre, es el hogar. Pero el hombre no llama a eso el hogar o el nido, lo llama «su territorio», su garaje o su taller.

Fuentes de conflicto

Trabajo, casa, familia, poder, autoridad, la mujer también puede ser el objeto del conflicto.

El conflicto biológico del territorio

La expresión quiere decir que el individuo ha perdido su campo de acción, su territorio. Por ejemplo, el ciervo tiene su territorio en el bosque, el primer lobo su territorio en la montaña, el hombre ve reducido su campo de acción a la familia, la empresa, etc. El conflicto también se puede producir cuando se pierde sólo una parte del territorio, como, por ejemplo, la pareja, el hijo, la amiga.

Ejemplos

Territorio = mi alianza

Para un paciente, era su alianza. Cuando perdió su territorio –su alianza– sufrió una angina de pecho, porque para él su alianza representaba la relación con su esposa, fallecida veinte años atrás. Cuando pierde la alianza, pierde el territorio afectivo, sentimental.

Territorio = mi pluma estilográfica

Para otro paciente, psiquiatra, escritor, era su pluma estilográfica. No se debe tocar su pluma estilográfica. Cuando la perdió, perdió su territorio. Con la pérdida de su pluma estilográfica, es todo el imaginario, todo un universo lo que ha perdido.

En el modelo natural (animal), existe una necesidad instintiva de ocuparse directamente de su territorio y del contenido de ese territorio (acceso espacial al cobijo, a los alimentos y al agua, rebaño o grupo, hembras, hijos, exclusión de los intrusos, etc.) que no es más que la prolongación del nido.

Cualquier cosa que pueda ser asimilada a un «modelo humano masculino»: trabajo (lugar y colegas), esposa, familia, casa, coche, aficiones, etc., puede ser objeto de este conflicto.

Ésta es una temática fundamental para el ser humano.

Es un ataque directo, llegando a veces hasta la pérdida de ese espacio tan familiar, donde nos sentíamos como en casa, donde solíamos estar tan a gusto. De repente, ¡sucede algo! ¡E, inmediatamente, sentimos el peligro de que todo vaya a cambiar radicalmente!

A partir de ese momento, hay que luchar en todos los frentes, mantenernos alerta, sobre todo porque no aceptamos lo que pasa... «¡Maldita sea! ¡De todos modos, estoy en mi casa, en ese lugar!...». Me siento como «el gato en el palomar», puedo tocar, de algún modo, ese espacio: la casa, la oficina, la obra, el coche, etc., o, por asimilación, a los habitantes de ese espacio (empleados, colegas, pareja, hijos, etc.). A veces, encontramos una situación que nos **impide dirigir** «nuestro» territorio, en el sentido de controlar por uno mismo una asociación, el inventario de la tienda, los ingresos de la familia, soportar a la suegra que viene a pedir cuentas, etc. Y de ser jefe, esto puede ir de: «¿Por qué has hecho esto sin consultarme?» a la dictadura... El impacto sobreviene cuando buscamos con todas nuestras fuerzas **seguir siendo el jefe de ese territorio.**

Síntomas

Infarto (etimología: pérdida del territorio, sobreentendido cardíaco).

Ulceración de las coronarias.

Ansiedad. Angina de pecho. Dolores.

Pérdida de peso.

Estrés intenso, miedo, pérdida de peso.

El paciente se levanta empapado por el sudor.

La pesadilla que gira alrededor del conflicto.

Depresión.

Las hormonas masculinas disminuyen.

Fase del conflicto: movilización de todas las fuerzas para restaurar el estatus anterior, para ganar.

Fase de reparación: curación de las consecuencias de esta gran proeza, fatiga, recuperación del apetito, del sueño, del peso.

El dolor puede estar presente en el mismo momento del bio-shock, ya que las arterias coronarias tienen una inervación, mientras que las otras arterias del cuerpo no están inervadas, o sea, no son sensibles. También se puede sentir dolor en el tracto biliar, tracto urinario, en definitiva, en todo lo que esté conectado con el cuarto estrato de la biología, el social, el relacional. Por el contrario, el intestino, la próstata, que están relacionados con el primer estrato, no tienen inervación sensitiva y no provocan, o muy raramente, dolores, dolores que son, en general, más sordos.

Durante la consulta, cuando el psicobioterapeuta se acerca al acontecimiento conflictivo, que llega en la tonalidad emocional vinculada al órgano afectado, el órgano puede reaccionar y manifestarse bajo la forma de sensaciones, por ejemplo, de una presencia o de calor.

Si el conflicto ha durado menos de tres meses, o si fue poco intenso, los signos serán discretos.

Si el conflicto ha durado entre tres y ocho/nueve meses, de dos a seis semanas después de la solución del conflicto tiene lugar la crisis épica (infarto), cuya importancia estará en función de la duración y de la intensidad del conflicto (la masa conflictiva).

La solución de la solución: **«Tienes tiempo de curarte, no volverás a producir un conflicto de territorio»** (Jean-Jacques Lagardet).

Si la curación es rápida y completa: el infarto de miocardio será más breve. Quince días después de la curación, las manos se enfrían, y los dolores de la fase de estrés vuelven: es el infarto.

Cualquier trabajo en descodificación biológica con un paciente afectado de una enfermedad cardíaca (especialmente, la angina de pecho) se realiza bajo supervisión médica, cardiológica.

El paso al hemisferio femenino

¿Qué pasaría, en el fondo, **si el conflicto no pudiera resolverse nunca?**
Dos posibilidades:
a) El macho (ciervo, lobo, león…) continúa su lucha y ataca continuamente con toda la fuerza de su conflicto, hasta el momento en que, agotado, **muere** o lo mata su adversario.
b) El conflicto permanece siempre activo, pero **sólo ligeramente activo.** El individuo padece una angina de pecho y puede vivir con ello. Denominamos a esto «**un conflicto en equilibrio**».

En una manada de lobos, como indican los etólogos, un segundo lobo no tiene derecho a llevar la cola al aire, a levantar la pata para orinar ni a gruñir en presencia del jefe. Además, un lobo de éstos no tiene nada que hacer con las lobas, con las que no puede copular. Esta posibilidad que la naturaleza ha inventado para construir la estructura social de una manada tiene, por lo tanto, su sentido muy claramente biológico.

Barnizado o capa de protección

Un individuo sufre un conflicto de territorio y puede desarrollar patologías coronarias. Si sufre un segundo conflicto, sea el que sea, puede tener un trastorno del humor, de la razón, comportamientos extraños. Es lo que denomino estar «barnizado». Lo toman por un payaso, por el bufón de la corte del rey. No es un competidor para el rey.

Sentido biológico de las patologías coronarias

Las úlceras en las arterias coronarias, es decir, la eliminación de la capa del epitelio escamoso, hacen que el espacio interior de las arterias coronarias sea mayor en la fase de conflicto de lo que es normalmente. Por lo tanto, se podrá bombear una cantidad de sangre mayor. Por eso, la capacidad de rendimiento, no sólo del corazón, sino de todo el organismo, ha mejorado significativamente durante esta fase de conflicto. El individuo que, en el momento del *shock*, fue tomado por sorpresa, de una manera inesperada, obtiene así una segunda oportunidad para vencer a su rival.

Un ciervo grande, atacado en su propio territorio, moviliza todas sus fuerzas para ganar; no ahorra energía. Desarrolla una fuerza fantástica que necesita mucho oxígeno, no puede descansar: está estresado, en fase activa del conflicto.

Para dar potencia a los músculos, debe traer mucho oxígeno, para provocar combustiones aerobias. O bien, es la sangre la que transporta el oxígeno y el corazón el que acelera la llegada de la sangre: el corazón bombea sin descanso y son las coronarias las que alimentan el corazón. Puesto que son las arterias coronarias las que nutren el corazón, su flujo será mayor.

La orden del cerebro será la de dilatar la arteria coronaria; en ese caso, el flujo de la sangre es mayor. Pero en fase de reparación, la arteria se repara y corre el riesgo de obstruirse.

El corazón es irrigado por alrededor de una veintena de arterias. Por lo tanto, puede vivir a cámara lenta incluso si el 60 por 100 de las arterias no funcionara. El corazón no se necrosará por una sola arteria obstruida.

En el transcurso de unas pruebas con un perro de 70 kg, se ligó una de sus arterias coronarias. El perro sufrió instantáneamente un infarto del territorio arterial de su corazón, pero siguió vivo. Cada quince días, realizamos coronografías y observamos a los colaterales «desarrollarse» alrededor de esta arteria obstruida. Después de cuatro meses, todo ha vuelto a crecer y la irrigación es normal gracias a los colaterales de esta arteria ligada.

El tiempo biológico

El sentido biológico del tiempo biológico reside en el hecho de que la duración de las probabilidades que un individuo tiene para reconquistar su territorio es netamente limitada. Cuando el individuo, ser humano o animal, no alcanza a reconquistar su territorio en el plazo previsto, incluso la solución del conflicto no le es de gran ayuda.

En los ciervos, el período de combate dura quince días. Después, viene la estación del amor. Si ese período de combate dura tres meses, habría tres meses de demora para la estación del amor, y los pequeños nacerían en verano. Cuando nacen en primavera, de color castaño claro y castaño oscuro con manchas claras que corresponden a las manchas de la luz en el bosque, son poco identificables; pronto podrán pacer los vegetales nuevos y tiernos, y muy pronto serán casi adultos para afrontar su primer invierno. Cuanto mayor sea el número de individuos en el grupo, más fuerte será contra los depredadores. Ya que todos nacen en el mismo período.

Existen muchos fenómenos de regulación en la naturaleza.

Si un ciervo joven se presenta para enfrentarse a un ciervo viejo, el estrés es una probabilidad para ese viejo animal dominante, ya que aumentando su vitalidad, esta fase de estrés le permitirá atacar al joven ciervo y aumentar las probabilidades de cazarlo. De esta manera, el ciervo viejo conservará su territorio (ciervas).

Cuando ha ganado la batalla, el cuerpo pasa a reparación. La crisis épica se denomina «infarto de miocardio».

Vemos que la naturaleza ha puesto dos pruebas:
— El ciervo, para poder continuar procreando, debe vencer al joven.
— Debe sobrevivir a la fase de reparación (segunda fase).

Si el conflicto ha sido muy largo, si ha superado el tiempo biológico, el ciervo viejo muere. No debe esperar demasiado para resolverlo, de lo contrario, lo hará la selección natural.

La vivencia biológica conflictiva

INSUFICIENCIA CORONARIA:
Tres causas principales conducen a la obstrucción de la luz coronaria (la luz es el espacio interior de un canal, de un *tubo*). Ese canal puede estar taponado por:
— un depósito de grasa en el endotelio,
— una embolia (migración),
— un espasmo muscular.

Las diferentes capas
PRIMERA CAPA: EL ENDOTELIO
En el interior, la sangre fluye, en contacto con la primera túnica, el endotelio (endo: en el interior). El sentido es social, es decir, relacionado con el cuarto estrato de la biología.

«ME SIENTO SEPARADO DE MI TERRITORIO».
«Estoy separado de mi territorio o de eso que vivo como si fuera mi territorio».
Pérdida de territorio vivido en términos de separación. Puede ser la mujer, los niños, el garaje, el coche, el piso, el trabajo. Es el territorio y todo lo que contiene el territorio. El punto álgido es la separación. «Ya no estoy en contacto, o me arriesgo a no estar más en contacto».
Pérdida de contacto con...
«Ya no estoy en contacto con la sangre, con los lazos de sangre».

OBSTRUIDO POR UN DEPÓSITO DE GRASA:

Se trata de una placa de aterosclerosis, de un depósito de grasa en el interior de la luz arterial, de un espesamiento de la pared arterial por placas de ateroma, la aterosclerosis conduce a la arteriosclerosis (envejecimiento de las arterias). El conflicto tiene un sentido social.

Colesterol y triglicéridos:

La aterosclerosis se constituye en el interior de la luz de los vasos. Está constituida por colesterol o por triglicéridos que se depositan.

Colesterol: «Sólo cuento conmigo, quiero salir de esto solo. Por otra parte, en mi taller, tengo herramientas, máquinas para hacer todo solo: carpintería, arreglar un coche, pintar, etc.». «Tengo todos los materiales de construcción en mí mismo. Sólo cuento conmigo, porque **los otros me han decepcionado**».

Triglicéridos: «Sólo cuento con los otros. Me apoyo en los otros, porque no tengo confianza en mí mismo».

Colesterol + triglicéridos:

— «Sólo cuento con mi clan, con mi familia, con mi grupo».

— O dos acontecimientos diferentes con las dos vivencias diferentes.

Arteriosclerosis: Separado del territorio

Para que haya arteriosclerosis, el colesterol y los triglicéridos no bastan. Incluso si alguien tiene mucho colesterol, no tiene obligatoriamente, ni siempre, placas de arteriosclerosis que taponen sus arterias coronarias. Hace falta, además, una lesión en el interior de la arteria coronaria, es decir, un conflicto de separación: «Tengo miedo de estar separado o de perder mi territorio». Así pues, en la arteriosclerosis coexisten dos conflictos: la lesión del endotelio (lo que hay en el interior) + el conflicto del colesterol o de los triglicéridos (grasas).

Punto pedagógico: Diferentes tonalidades conflictivas
Algunas enfermedades tienen múltiples tonalidades conflictivas como causa de la afección. Es el caso, por ejemplo, de la psoriasis, diabetes, esclerosis múltiple, arterioesclerosis, enfermedad de Charcot. En este último ejemplo, el paciente tiene varias vivencias: «hay que reaccionar rápido, mi movimiento es obstaculizado, los proyectos son imposibles».

Otro ejemplo es la fibromialgia: «me desvalorizo, me he equivocado de camino, tengo miedo a morir, me siento impotente, he tomado una dirección equivocada, mi movimiento es obstaculizado».

OBSTRUIDO POR UNA EMBOLIA (MIGRACIÓN)
(*Véase* el capítulo «Embolias», pág. 188):

¿Qué tapona el vaso? Puede tratarse de un cuerpo extraño como un amasijo de sangre, es decir, un coágulo. Un coágulo que se desplaza puede ser el símbolo de la familia que se muda.

. . .

SEGUNDA CAPA: LA MUSCULOSA OBSTRUIDA POR UN ESPASMO MUSCULAR

La luz puede ser obstruida por un espasmo de los músculos internos de la arteria coronaria.

Con el espasmo, se trata de un conflicto de los músculos.

«HABRÁ QUE PELEARSE PARA NO PERDER EL TERRITORIO».

Para toda el área motriz, predomina esta noción de ataque, de defensa, de lucha, de combate, de movimiento para no perder. El punto álgido es la impotencia, la desvalorización (tercer estrato de la biología).

«Me siento impotente para conservar mi territorio».

La impotencia y el esfuerzo: «Hay que pelearse para conservar, defender el territorio».

Ángor = «encierro», es un espasmo, una vasoconstricción.

...

NERVIOS (PROYECTOS)

(*Véase* el capítulo «Trastornos del ritmo cardíaco», pág. 79):

Siempre es la tonalidad de pérdida del territorio, pero tenemos aquí una patología del nervio. La mucosa está sana. Son problemas de conducción nerviosa = proyecto (cuarto estrato de la biología). Todo lo que va a ser neurológico, defecto de conducción, compete al proyecto. Está en la intención, el nervio es lo que une el cerebro al órgano.

La patología de la conducción neurológica del corazón va a provocar trastornos del ritmo: arritmia, fibrilaciones, taquicardia, bradicardia.

«Existe el proyecto de que ya no tenga territorio». Está en la intención, en el **futuro**.

«Voy a perder mi territorio. Voy a ser despedido. Mi mujer se va a ir, etc.». Estamos a la expectativa.

...

TERCERA CAPA: LA ADVENTICIA O TÚNICA EXTERNA
Desvalorización relacionada con la pérdida de territorio (tercer estrato).
«Me desvalorizo por no haber sabido conservar el territorio».
«Me desvalorizo porque voy a perder mi territorio».
«El territorio se me escapa, estoy despedido, o mi empresa cierra».

Efectivamente, hay una pérdida de territorio, pero el punto álgido, el relieve, está puesto en la **desvalorización**: «Soy un cero a la izquierda. No he podido conservarlo. No consigo conservarlo».

...

EL MODO DE ESTAR EN EL MUNDO ES DIFERENTE DE UN INDIVIDUO A OTRO.
Unos son más bien deportistas, musculares en su manera de estar en el mundo; otros son más neurológicos: están en los proyectos y el control. Otros están todavía más en el contacto. Manifestamos diferentes maneras de estar en el mundo que corresponden a zonas muy precisas del cuerpo. El territorio es importante para mucha gente, pero existen numerosas subtonalidades:

— En términos de separación: «Estoy separado de mi profesión, de mi territorio, de mi garaje, de mi coche, de mi mujer, de mis hijos», «No quiero perder mi territorio porque tengo miedo de estar separado de él». Arteriosclerosis.

— En términos de proyecto: «Porque tengo el **proyecto** de conservarlo, o de ampliarlo». Patología neurológica, trastornos del ritmo.

— En términos de impotencia, de músculo: «Me siento **impotente** para conservar o reconquistar mi territorio». «Soy impotente y quiero pelearme para conservar mi territorio; pero no puedo conservar mi territorio, o mi marido»; esto provoca espasmos.

Cuando escuchamos realmente a la persona hablar de su trabajo, de su casa, de su territorio perdido…, podemos oír la subtonalidad conflictiva a través de sus adjetivos, de sus adverbios, de sus predicados, de sus gestos.

· · ·

Resumen:

Endotelio: «Estoy separado de ello».

Arteriosclerosis: «Tengo que pelearme solo».

Músculo: «Hace falta que me mueva, que reaccione para recuperar el territorio».

Nervio: «Voy a perder mi territorio».

Tejido conjuntivo: «Soy un cero a la izquierda si pierdo mi territorio». «Me desvalorizo por no haber conservado mi territorio».

Ejemplos

La casa ha sido puesta a subasta.

El hijo ha tenido un accidente de moto.

«Dejado de lado», pérdida del trabajo, no aceptación de su jubilación, empleado aparcado.

Un hijo adolescente, difícil, que se te escapa.

El señor X ha tenido síntomas de angina de pecho después de haberse jubilado. Le ha costado aceptar esa pérdida de territorio.

El señor Y vive en París, en un apartamento de su padre. Un día, acoge a un «sin techo», pero éste rápidamente decide que no quiere irse y el señor Y ¡ni siquiera puede entrar en su casa! Algún tiempo más tarde, cuando por fin su hijo recupera el apartamento, es el padre del señor Y quien sufre un infarto.

El señor Z tiene un conflicto con una colega, se tiene que pelear con ella constantemente: quiere quitarle su despacho y relegarle a otro despacho «cutre»; la colega está protegida por el director, ya que es su amante. En cuanto la ve, el señor Z quiere pelearse, un esfuerzo vano de antemano.

El señor X ve a su mujer en las escaleras de casa, ella le dice: «Nunca volveré». Su casa, simbólicamente, se convierte en una ruina para él. *Shock:* conflicto del territorio perdido. En enero, se encuentra a otras personas que le dicen: «Tu matrimonio era un error; no estabais hechos el uno para el otro; es mejor así». Dolor en el corazón: infarto.

El señor Y, de sesenta años, tiene una pareja de cuarenta; salen juntos, se gustan mucho a todos los niveles, después, un día, deciden ser simplemente amigos; entonces ella conoce a un muchacho con el que tiene problemas; ella le cuenta todo al señor Y, que ahora se ha convertido en su confidente. Ese muchacho juega a la ruleta rusa, quiere matarla. Ella se refugia en casa del señor Y. Él sufre un *shock*: como tiene miedo a perderla, la esconde, se vuelve como un padre para ella, la protege. Desde ese momento, ya no siente deseo sexual hacia ella, pasa a la vivencia femenina. Dos meses más tarde, ella encuentra a otro hombre, todo se normaliza. Seis semanas más tarde: el señor Y sufre un infarto.

Frente nacional

El señor X está afiliado al Frente nacional. Tiene la impresión de perder Francia por culpa de la presencia de los árabes. En la Primera Guerra Mundial, su abuelo luchó por Francia y dio su vida por la patria: «Murió en vano», me dice.

Supermodelo y embarazada

El señor X sufre una angina de pecho después de que su mujer, maravillosa, supermodelo, se haya ido. No podía tener hijos, con el pretexto de quistes ováricos. Se casa con el vecino, se queda embarazada y el exmarido, todos los días, la ve con su enorme barriga. Desarrolla un conflicto de territorio perdido. Sufre una angina de pecho.

Añadidos familiares

El señor X se siente bien, sin dolor. Se hace un electrocardiograma de esfuerzo rutinario; el doctor le pregunta:

—«¿Tiene dolores cardíacos?

—No.

—Debería tener: la primera coronaria está obstruida, la segunda está medio obstruida.

»Quédese aquí, no regrese a casa, vamos a hospitalizarle y mañana le operaremos. Le haremos una coronografía y vamos a liberar las coronarias, le dilataremos las coronarias».

Un año antes: su suegra se va a una residencia de ancianos, deja su casa en la que vivía desde hacía sesenta años, pierde su territorio.

Se lo dice al cuñado, que le contesta: «Eres un añadido familiar»: él pierde la voz: «No soy escuchado, no consigo pasar el mensaje», su voz ha cambiado.

Cuando tiene siete años, su madre sufre una neumonía; lo llevan a vivir con su abuela. A los 16 años (la cuarta parte de su edad; véanse los ciclos de M. Fréchet), su madre cae en coma y él sufre un *shock*: miedo a perderla.

A los treinta y tres años y medio vuelve de Indochina, no tiene nada, no posee ningún territorio, va a casa de sus padres.

Nunca ha tenido territorio, nunca ha tenido una habitación propia.

A los cuarenta años, tiene problemas con la compra de una casa, deben entregársela en tres meses; de hecho, pasan tres años antes de que pueda disponer de ella, más cara y peor: interpone una demanda.

Se instala en la casa: «No tenemos lo que estaba previsto»: conflicto de pérdida de territorio.

Todavía hoy, no se siente del todo en su casa; su mujer añora la antigua casa: conflicto de territorio.

⇨Depresión

⇨Trastornos coronarios

⇨Caída hormonal → descenso de la libido → conflicto sexual → problema de próstata → desvalorización sexual → dolor en la espalda.

No importa la carnicería. Lo que importa es mi vida.

El señor X era carnicero-charcutero desde los 16 años. Creó su propia empresa. Uno de sus hijos se hizo cargo del negocio. Pero para el padre, es **su** empresa. Continúa trabajando. Se acerca tranquilamente a la jubilación, pero hace cincuenta años que ejerce su oficio. Ahora es la empresa de su hijo, que toma cada vez más iniciativas. Cambia de proveedores, organiza los productos de manera distinta. Y el padre, en un momento dado, está en la carnicería y le da órdenes a la señora de la limpieza, a una empleada. Su hijo le hace el reproche de que ya no debe dar ninguna orden. El padre no le contesta porque, por una parte, le hace gracia –ya que él le ha dado su empresa a su hijo–, pero, por otra, es su territorio. Y, en un segundo, se da cuenta de que se ha acabado, que ha perdido su territorio. En un segundo, ya no tiene territorio. Y no puede luchar contra eso, ya que es su propio hijo. Es una verdadera encrucijada. Con unos dolores monstruosos en el corazón, se retuerce, comienza a tener espasmos. Llaman a la ambulancia, que viene y le transporta al hospital. Está en conflicto activo. En el hospital le dicen que ha tenido espasmos en las coronarias y que va a tener un infarto. Está a punto de morir. Lo hospitalizan. Hacía un tiempo que vivía ese conflicto; estaba en desequilibrio. Cada vez que su hijo tomaba la iniciativa, él decía: «¿Pero estás seguro de que es mejor hacerlo así?», hace cincuenta años que yo lo hago de otra manera». Y el hijo le contestaba: «¡El jefe soy yo!» y seguía con sus innovaciones. Esto pasaba a menudo. Y, cada vez, el padre perdía un trozo de territorio. En el hospital, se dice a sí mismo que la carnicería no importa. Lo que cuenta es su vida. De acuerdo, su hijo le ha quitado su negocio, pero él prefiere estar vivo sin carnicería que muerto, de todas maneras, sin carnicería. Por lo tanto, suelta completamente las amarras y pasa a curarse, ya que entra en vagotonía durante su hospitalización. Dos meses más tarde, sufre un infarto. Todo se desarrolla correctamente porque está bajo los cuidados médicos, recibe tratamiento, ya que estaba siendo cuidado anteriormente por infarto. Se queda en casa, come, engorda, duerme. Y el médico le dice: «¿No se da cuenta, es malo, no debe comer más grasas». ¡Vive en el sudoeste de Francia y le dicen que no coma más grasas! Entonces, se estresa por segunda vez. Le sugieren también que haga ejercicio. Y él no tiene ganas de hacer ejercicio. Está bien en su casa. Y desarrolla una esclerosis múltiple en las piernas. No quiere ir, pero debe ir a hacer ejercicio, ya que, al mismo tiempo, le dicen que debe ir porque si no hace ejercicio morirá. Y él, en el fondo, siente que no es justo. Sale de un conflicto muy fuerte y tiene ganas de estar tranquilo, en calma, y de comer. Está en plena vagotonía.

Este hombre tiene una sensibilidad femenina. Sus hormonas han caído, tiene menos testosterona ya que está en conflicto activo; el hijo le ha dejado de lado, ya no tiene territorio, vagabundea, no sabe a dónde ir, se vuelve pasivo, sumiso, femenino.

Punto pedagógico: ¿Qué significado tiene la vagotonía?

Algunos terapeutas, con una formación precaria en descodificación biológica, cometen confusiones que pueden ser dramáticas. Asocian síntomas a una fase de curación, de reparación. De esta manera, ciertos pacientes afirman: «No tengo problemas, me estoy curando, no tengo que hacer nada en absoluto, espero a que esto se pase» y, a veces, no sólo se agrava su estado, sino que pueden morir. Así pues, podemos afirmar que los síntomas no son síntomas de reparación hasta que sabemos exactamente lo que están reparando. Alguien que tiene dolores en los huesos después de una fractura, está recalcificándose. Sabemos exactamente lo que está reparando. Cuando alguien tiene una inflamación de las meninges, a causa de una intervención quirúrgica, se sabe exactamente a qué reaccionan las meninges, es decir, a la intervención quirúrgica. En cambio, cuando alguien está cansado, desarrolla inflamaciones, tiene dolores de manera espontánea y afirma que está en fase de curación, es necesario, tras una consulta con el médico y el posterior tratamiento, saber cuál es el *shock* emocional que ha sufrido. ¿Y si cuando vuelve a pensar en ese suceso, todavía hay un poco de emoción o nada en absoluto?

Para afirmar que se trata de un síntoma de curación, se imponen dos cuestiones:

«¿De qué acontecimiento me estoy curando, en qué momento preciso ocurrió?».

«¿Qué siento con respecto a ese acontecimiento?».

Cuando las respuestas a esas dos cuestiones son claras y precisas, podemos suponer sensatamente que estamos en fase de reparación, pero nunca tendremos la certeza. En efecto, al revés de lo que dicen algunos formadores en técnicas que se dicen próximas a la descodificación biológica, en fase de conflicto activo pueden sobrevenir fiebre, edemas, peritonitis, ascitis o lo que sea. La ascitis, por ejemplo, es: «protejo mi interior».

Así que hay que tener cuidado en presencia de síntomas pretendidamente de vagotonía. Hay que recordar estas dos cuestiones:
—¿Qué curamos?
—¿El acontecimiento está resuelto? ¿Qué sentimos ahora? Esto es esencial ya que bien las personas están en equilibrio, o bien están en reparación, o es una simpaticotonía pura, como algunas fiebres y ascitis.

VENAS CORONARIAS

La sangre presente en las venas coronarias se asocia a sangre sucia, veneno, muerte, todo lo que es preciso eliminar.

Las arterias conciernen al territorio masculino, la propiedad, y las venas se asocian al territorio femenino. En términos generales, en el origen de la naturaleza, la mujer está en peligro y, sin el hombre, no tiene nada.

Órganos afectados

Venas coronarias (corazón derecho).

Cuello uterino *(véase* el libro: *Décodage biologique, gynécologie et grossesse).*

Vagina.

La vivencia biológica conflictiva

La tonalidad central es *social*.

FRUSTRACIÓN SEXUAL EN SENTIDO AMPLIO, ES DECIR: AUSENCIA DE RELACIÓN, DE INTERACCIÓN CON LA PAREJA.

En este *shock,* aparece el componente de despecho-frustración que llega hasta el temor de **no pertenecer a nadie,** y mucho menos a su pareja, de **no interesar** a nadie.

«Me siento mal, tengo penas de amores, el corazón roto».
Conflicto de pérdida de territorio sexual.
Sentirse impotente por no conseguir traer el marido al hogar.
La cierva se encuentra entre dos ciervos; es una relación **triangular**.
Todo lo que es vena coronaria, ya no es poseer como en el caso de las arterias coronarias, sino es ser poseído(a).
«No soy poseída por el macho», esto es para las ciervas. Para las mujeres es: «No soy amada. No le importo al otro, no soy la escogida». Es la equivalencia. Pero la base biológica es: «No pertenezco a un hombre» porque él va con otra mujer, por ejemplo.

...

«QUIERO ELIMINAR LO PODRIDO, LO SUCIO, LA MUERTE EN MÍ, EN MI FAMILIA».
«Quiero un espacio puro».

...

«NO SOPORTO DEPENDER DE NADIE».
El otro componente esencial, que a menudo aparece de distinto modo y que afecta normalmente a los hombres, es la **dependencia** (en ciertos casos, en un contexto de dolor físico o psíquico, como una enfermedad). La dependencia perjudicial se desarrolla cuando se ve a la pareja demasiado protectora o demasiado indiferente.

Por ejemplo, un hombre que lleva mucho tiempo hospitalizado no admite que sea su esposa la que se ocupe de todo, porque, en condiciones normales, es él quien toma las decisiones.

El hombre puede desarrollar un conflicto de dependencia perjudicial en caso de una enfermedad, de una quimioterapia que le saca su lado femenino. Considera que su esposa se ocupa demasiado de él, o «toma demasiado las riendas», porque él quiere ser protector, el jefe del territorio.

. . .

En el caso de las mujeres o los hombres **ZURDOS:** Conflicto territorial, pérdida de todo el territorio o del contenido del territorio, por ejemplo, la pareja se va; (*véase* «Arterias coronarias»).

Generalidades

En el modelo animal, en algunos períodos de estrés, una necesidad instintiva hace que el macho se ocupe de la hembra, que la monte cuando está en celo, que asegure sus alimentos y su seguridad dentro de los límites de un espacio, de manera que la hembra no tenga más preocupación que la de traer a este mundo a sus cachorros y proporcionarles los cuidados que exigen. Podemos decir que ésas son las condiciones previas a la creación «de un futuro territorio familiar», de su nido, de su hogar.

Este conflicto puede ser inducido por todo lo que, en un modelo humano femenino, puede ser interpretado como la creación de un sentimiento de carencia y de frustración:

—en la sensación de su importancia,

—en la atención afectiva,

—en las relaciones sexuales, etc.

Cuando el impacto emocional golpea muy profundamente, y se trata de una gran tristeza, de una carencia con un fuerte componente de frustración y de un sentimiento de **desamparo** total, las venas coronarias se verán afectadas, al mismo tiempo que el **cuello del útero**.

Síntomas

Pérdida de peso, ulceración de las venas coronarias (o del cuello uterino).

Pequeñas cardialgias, el tórax como encerrado en un estuche.

Bradicardia. Fibrilación auricular; aleteo auricular, taquicardia, EAP (edema agudo de pulmón).

Ejemplo

La señora X habla de su marido de la siguiente manera: «¡Es un veneno que quiero eliminar!». Toda su vida, se ha negado a tomar medicamentos porque los siente como si fueran veneno. Hace mucho tiempo, tomó un medicamento y, después, se lo reprochaba a ella misma: «Esto me ha envenenado la sangre», decía.

✳

TRASTORNOS DEL RITMO CARDÍACO

En estas patologías, encontramos siempre un doble aspecto, neurológico y cardíaco, del conflicto. Como ya hemos comentado, el corazón está relacionado con el territorio sexual y el nervio con la intencionalidad, con el proyecto.

Sentido biológico

Una gran diferencia separa las actividades femeninas de las actividades masculinas. La actividad femenina es rítmica, como el ballet, la danza. El ritmo es regular. La actividad masculina es arrítmica, como, por ejemplo, en los deportes de combate, marciales, viriles, porque hay que desestabilizar al otro por sorpresa. Cuando lo masculino va hacia lo femenino, el hombre va hacia la mujer, antes de nada, se sincroniza con el ritmo femenino. Baila el vals o el tango y, de alguna manera, se convierte en femenino para alcanzar a la mujer allí donde está. Y luego, progresivamente, cuando el ritmo común está dominado, lo masculino, el hombre, la conduce hacia el cambio de ritmo, la sorpresa, como en las relaciones sexuales, por ejemplo. Así pues, la arritmia está relacionada con la sorpresa, el combate. Se trata de sorprender al otro para defenderse, conservar o recuperar su territorio.

TAQUICARDIA

La vivencia biológica conflictiva

La tonalidad central es *social.*

«EN EL FUTURO, TENGO MIEDO DE FRUSTRAR-ME, EN AMOR, EN AFECTO».

«En lo afectivo, **no es ésta la relación que quiero** con mi madre, mi marido, o quienquiera que sea».
«Cuando estoy con un hombre, tengo miedo a perderlo. En mi imaginación, me digo que no voy a conservarlo». Es en el futuro, el proyecto.

Durante los combates, el corazón, naturalmente, se acelera. Puede haber personas que **se sientan siempre en combate o en peligro**. Ahí está su tonalidad conflictiva. **«Hay urgencia por eliminar los problemas».**

«Quiero tener razón frente a la autoridad injustificada, no soporto que no me den la razón».

El hipertiroidismo acelera el corazón. Un síntoma puede tener varias causas. Los picores pueden aparecer por varias causas y lo mismo sucede con la taquicardia.

Ejemplos

280 pulsaciones por minuto

El corazón de un niño alcanza las 280 pulsaciones por minuto tras el nacimiento de su hermanita. «Tengo miedo de perder el amor de mamá», decía.

Frenillo corto

El señor X sufre taquicardia. A los 18 años, tiene ganas de descubrir la sexualidad, pero se siente culpable. Está en frustración permanente. En el futuro, no debe tener relaciones sexuales a causa de su educación religiosa. A los 26 años, tiene una sexualidad difícil ya que es dolorosa; el pene le duele a causa del frenillo demasiado corto del prepucio. Conoce a su futura mujer, pero está en conflicto de frustración por culpa de este problema. Debe eludir el dolor para sentir placer.

Necesidad de luchar conmigo misma

La señora X dice: «Siempre tengo este problema de taquicardia y son momentos en los que tengo necesidad de luchar conmigo misma. Y antes de que fuese contra mí, era en relación con mi exmarido».

Sagrado Corazón de Jesús

Un paciente era ingeniero **electrónico**, tenía trastornos del ritmo cardíaco. Me explica: «Lo que me ha curado ha sido rendir culto al Sagrado **Corazón** de Jesús».

Extracto de una entrevista terapéutica

«...

T: Lo que para ti es importante es que en el futuro haya lazos familiares, que haya amor, ayuda, apoyo, bondad. ¿Y no estás seguro de que eso suceda?

M: Dada mi experiencia, teniendo en cuenta lo que pasó en mi matrimonio y, en general, dada mi vida de familia, no estoy en absoluto seguro de que eso pueda suceder. Están mis hijos, pero también sus cónyuges, sus parejas.

T: Teniendo en cuenta todo lo que ha sucedido, ¿dudas de que pase lo que deseas? ¿Puedo hacerte una pregunta más? Bien. Lo que nos estás contando, **¿se lo has contado ya a alguien?**

M: No.

T: El hecho de expresarlo, ¿cómo te sienta?

M: Me sienta bien, me alivia.

T: En términos de sensación corporal, ¿dónde te alivia?

M: Más bien en el interior de mi cuerpo. Tengo tendencia a temblar. Creo que mi voz tiembla.

T: Hay una parte de ti que está aliviada por haber expresado esto *(tengo cuidado de no incluir demasiadas cosas y entrar en un sistema de confidencias)*. ¿Qué piensas de todo esto, ahora que lo has expresado? Por supuesto, insisto en el hecho de haberlo expresado *(es muy diferente cuando pensamos algo que cuando decimos algo. Creo que Tolstoi decía que cuando empezaba una novela, tenía ideas en la cabeza que eran vastas como la estepa de Siberia; y cuando las escribía en una hoja, o cuando explicaba su proyecto, era diminuto como una huerta. Y esto funciona tanto para Tolstoi como para nuestros problemas o nuestras dificultades. A veces, nos hemos construidos castillos en el aire y el hecho de hablar de ellos, nos hace ver que tampoco es tan grave, o no tiene la misma gravedad, o es otra cosa. Por este motivo hay una virtud terapéutica en la palabra, en la expresión).* Por todo esto, insisto en el hecho de que haber hablado de ello, ¿cambia algo en tu percepción?

M: Me digo que lo que yo he vivido, son mis vivencias y que tienen su verdad.

T: Es la cabeza la que está hablando. Aquí, ahora mismo, en términos de vivencia.

M: Me siento liberado de algo.

…».

Punto pedagógico: A cada uno, sus síntomas de vagotonía y sus síntomas de simpaticotonía

Los signos generales de simpaticotonía son muy personales: durante el estrés, algunos van a transpirar, mientras que otros se helarán. En efecto, algunas personas, en fase conflictiva, no desarrollan sistemáticamente taquicardia. El estrés va a «golpear sobre nuestra vulnerabilidad», nuestra sensibilidad, nuestra manera biológica de estar en el mundo. Si las personas están más en lo emocional, será el corazón el que exprese el conflicto. Ya que para estas personas recibir amor es importante, incluso vital. Otras personas estarán cansadas, otras nerviosas. Los síntomas de reparación de vagotonía son, asimismo, específicos para cada persona.

En resumen, hay un estrés en general, pero determinar los síntomas del estrés es nuestro talón de Aquiles. Además, algunas personas no tendrán sensaciones específicas durante la fase de estrés, de simpaticotonía, sino que por el contrario tendrán todos sus síntomas en fase de reparación.

A otras personas les dolerá el estómago cuando sean contrariadas porque, para ellas, lo que es dominante en su forma biológica de estar en el mundo es aceptar o ser aceptado, asimilar las cosas: son digestivos.

Ejemplo: roban el coche de un hombre mientras él está leyendo un libro. Cuando se da cuenta, su corazón se acelera y transpira. Está en simpaticotonía general. Según su vivencia, puede ir hacia la diarrea o estar estreñido; puede tener calor o frío; puede desarrollar un tumor en el estómago o una úlcera. Puede tener una reacción o su opuesta.

Y tú, ¿cómo reaccionas frente al imprevisto incómodo, insoportable, frente al estrés? ¿Tienes frío o calor? ¿Estás cansado o nervioso? ¿Tienes la respiración bloqueada, una sensación de ahogo o incluso dolores abdominales?

BRADICARDIA

El pulso es lento permanentemente.

La sangre presente en las venas coronarias se asocia a sangre sucia, veneno, vicio, muerte, todo lo que es preciso eliminar.

La vivencia biológica conflictiva

La tonalidad central es *social.*

**«QUIERO CONSERVAR LOS DESECHOS EN MÍ,
LA MUERTE, EN RELACIÓN CON MI FAMILIA».**
Puede haber una relación entre el número de latidos cardíacos y un elemento del conflicto. La señora X tiene 60 pulsaciones por minuto, es el año del fallecimiento de su hermana (1960). «No puedo acabar este duelo. Conservo la muerte de mi hermana en mí misma» (sangre venosa, sangre llena de desechos a eliminar por los pulmones).
«Conservo hasta los desechos de la familia, porque si no, mis padres van a eliminarme».

«Tengo miedo de que me **envenenen**».
«Quiero **salvar mi corazón**». El animal, cuanto más importante sea su ritmo cardíaco, una taquicardia, más joven morirá.

Frustración afectiva, sexual:
«Me falta el amor de… Recibo a veces, luego nada más. Me abandona. No siento que me tenga en consideración».

«No pertenezco a nadie». No soy poseída. No me escogen y esto tiene todo el aspecto de seguir así en el futuro».
«No es ésta la relación que quiero (violación o violencia sexual), sino otra».
La mujer quiere un tipo de relación, quiere pertenecer a un hombre o a un macho. Y cuando hay violación, no es lo que quiere. Tiene una frustración con lo que sueña,

con lo que desea. Así sucede que, a veces, hay mujeres y hombres afeminados que están en la «tontería romántica», el príncipe azul y lo que sucede es algo muy distinto.

*

ARRITMIA

Es una patología del sistema nervioso, es decir, del órgano que conduce la información hacia el episodio.

La tonalidad biológica es el proyecto, el futuro. Y como se trata de un corazón masculino, se trata de pelearse, de defender el territorio. El problema puede acontecer en un futuro.

La vivencia biológica conflictiva

La tonalidad central es *social.*

«EN EL FUTURO, ME ARRIESGO A PERDER MI TERRITORIO Y QUIERO CONSERVARLO. PARA ESO, ES NECESARIO SORPRENDER AL ADVERSARIO».

«Tengo miedo de perder mi territorio en el futuro».
«Me siento oprimido en relación a las órdenes de la autoridad (nervios)».

Sentido biológico

El perro y algunos animales que son dependientes del territorio son fisiológicamente arrítmicos. El hombre tiene un ritmo cardíaco regular. La arritmia es un síntoma masculino. Durante el combate (sumo, kárate, judo...), el hombre, lo masculino, el macho, debe sorprender al otro; como cuando dos leones se pelean. No se trata, por supuesto, de una danza. Hay que ser arrítmico para vencer y convencer. Tengo que luchar para conquistar, conservar, mantener lo que poseo.

Ejemplos

Todo va bien
El señor X tiene arritmia y sufre un síncope. Para él, no hay ningún problema, todo va bien, está sin emoción. Tiene 76 años; en la mitad de su edad (véanse los ciclos Marc Fréchet), fue a la guerra de Argelia (es militar). «Es duro estar separado de mi familia, sin saber si los volveré a ver». En la cuarta parte de su vida, a los 19 años, se enrola en el Ejército, no volverá a ver a su familia. Bio-shock: a los 75 años su esposa asiste a muchos talleres: sobre salud, espiritualidad, etc. Tiene la sensación de perderla a cada momento.

Estás mi casa
La señora X ha perdido a su hermana, ahogada en un pozo; desde que lo sabe, obsesiones, pesadillas e hipertensión arterial. A los sesenta y cinco años, su marido decide no tener más relaciones sexuales porque se siente demasiado viejo: la señora X activa una taquicardia. Después, él le dice: «Estás en

mi casa»: ella se siente privada de territorio: arritmia. A continuación fallece su sobrino, que es como un hijo, (ella no tiene hijos), es un desgarro: dolores en el seno izquierdo, algunos días después del entierro.

Acta notarial

Un hombre tiene arritmias. Su esposa le había «echado»; lo había perdido todo: sus hijos, su casa. Aunque hacía muchos años él pasaba, regularmente, delante de la casa que había construido él mismo, ¡era su territorio! Conocía cada piedra, cada planta. Ya no podía controlar todo eso. Volvía a estresarse cuando pasaba delante; daba vueltas alrededor de la casa de manera que no le vieran. Volvía a la vivencia: «he perdido este territorio y, en el futuro, no lo volveré a tener nunca más». Le he pedido que redacte un acta notarial. He aquí lo que ha escrito:

Notaría FLÈCHE
Ville de Palette

18 de agosto de 2002
Certifico recibir este día la venta de todos los valores emocionales de la villa Le Mas de... 691 carretera de San... en Castres de parte de Pierre ROGER.
Este último, abandona el lugar dejando todas las alegrías y las penas y cede a quien quiera el resultado de ese tiempo pasado.
El acta se pasó ese día.
Los derechos de registro ascienden a un simbólico euro.

Firmas:
El cesionista,   El notario,

Ha vendido todas sus pertenencias sentimentales y me ha dado un simbólico euro para liberarse y estar verdaderamente en lo real, porque había toda una parte de él que estaba siempre en este desajuste, en el pasado.

No desarrolló una angina de pecho porque vivía en el futuro. «Nunca más la tendré», es el matiz. Angina de pecho: «pierdo mi territorio en el presente». Pero este paciente volvía siempre a esta tonalidad conflictiva: siempre esperaba algo, vivía en el futuro.

Ejemplo de sesión práctica con un paciente aquejado de arritmia y de paro cardíaco

«…

T: ¿Hay aprensiones, estrés por la pérdida de un territorio, o alguna otra cosa?

P: Por ahora, no, aparte tal vez de mi capacidad física. Pero lo he incorporado.

T: ¿Lo aceptas totalmente?

P: Lo acepto, pero no puedo decir que totalmente. Tal vez, haya algo en el fondo, porque es un fastidio perder capacidades.

T: Pero tampoco puede ser el drama de tu vida, sólo una pequeña preocupación de tanto en cuanto. Porque es una arritmia ocasional, no es una arritmia crónica. Es de vez en cuando. Entonces busco un conflicto menor, ocasional, puntual, que sucede de vez en cuando. ¿De vez en cuando, precisamente, tu mente piensa: «Maldita sea, en el futuro, puede que pierda tal o cual capacidad física», u otra cosa importante para ti?

P: Sí, lo he llegado a pensar porque no somos eternos, por ello, he pensado en el sustituto, y en todo eso; pero sin abordar nada…

T: Es una pérdida de territorio, tal vez tu territorio deportivo ya que eres entrenador deportivo.

P: Sufro paros cardíacos. Carezco de contracción. Tengo el ritmo y, de repente, faltan una o dos contracciones. Es tranquilo, como estar entre algodones. La primera vez me pregunté lo que era y tuve el reflejo de tomarme el pulso y de interrogarme sobre lo que me estaba sucediendo.

T: Hubo paro y arritmia.

P: Le hablé de ello a un compañero cardiólogo que me preguntó si era frecuente y me propuso hacer una prueba de esfuerzo, que resultó normal.

T: Con respecto a este deporte, ¿no percibes pequeños momentos de estrés, un pequeño cuestionamiento, una preocupación?

P: El cuestionamiento es por la continuación…, hay que estimular todavía a los jóvenes.

T: ¿Esto está presente en tu mente?

P: Me viene de vez en cuando, porque es una necesidad. No hay que dejar que el club desaparezca porque no haya sustituto…

T: ¿Quieres que, en el futuro, haya sustituto para retomar el territorio? *(empezamos a tirar del hilo)*. Y, como profesor, entiendo que esto es algo importante para ti. Si fuera un club pequeño al que vas de vez en cuando todavía...; pero esto es más personal, esto te apasiona. ¿Tú quieres que haya sustituto? ¿No estáis de acuerdo los jóvenes y tú en esto?

P: Digamos que tal como estamos actualmente, costará que llegue. Y yo les he dicho que en cinco años no puedo garantizarles que tenga el mismo ritmo que ahora.

T: Podría quedarme con esta frase: «No estoy seguro de que en el futuro pueda tener el mismo ritmo».

P: Sí, teniendo en cuenta la evolución física.

T: Lo entiendo intelectualmente, pero también puedo entenderlo a nivel emocional. «No estoy seguro, en el futuro, de tener el mismo ritmo, dada mi pérdida de territorio, mi pérdida de competencia física; y dado que no hay necesariamente relevo, puede ocurrir un cambio de ritmo y una pausa –porque me pare– y me pregunto si va a haber alguien que me sustituya, es decir, que me siga». ¿Es así?

P: Sí, eso me dice algo.

T: ¿Y cómo sientes la idea de que no haya sustituto y de que tú no tengas el mismo ritmo?, ya que están las dos cosas.

P: Me da un poco de pena.

T: ¿En el fondo, por qué es importante que haya un sustituto? *(Hago esta pregunta de manera casi grave, porque al principio dijo que era sólo por placer. Pero, de hecho, puede ponerse enfermo sólo porque no está seguro de tener el ritmo en el futuro, y no está seguro de que haya sustituto.*

Entonces, me digo a mí mismo, tomando distancia, ¿es realmente útil desarrollar una patología física?, después de todo, ¿no es más importante que su club deportivo y que sus miembros? De hecho, es un ser humano, que tiene su vida, una mujer, una familia; hay otros valores importantes; pero entonces, ¿qué hay detrás de su práctica deportiva?

¿Qué parte de él se implica en exceso e inconscientemente en ese club, en el sustituto?

De alguna manera, el cuerpo es como un mártir que está preparado para sacrificarse a través de enfermedades cardíacas, cancerígenas, endocrinas, neurológicas, etc., porque el club no funcionará en el futuro; o porque mi coche está averiado; o por-que mi mujer se ha ido o porque no consigo abandonarla, o porque el vecino ha rayado mi coche o incluso porque tiene un coche más grande que el mío y, fundamentalmente, la suma de todo ello es siempre muy personal, cuando acompaño a una mujer o a un hombre aquejado de una patología más o menos grave, y encuentro un suceso que tal vez es importante para el estableci-miento de esta patología, me digo de manera subjetiva que esas personas se dejan el pellejo, su vida, su confort, sólo porque el perro del vecino hace ruido, sólo porque la colega de la oficina es insoportable, sólo porque el suegro no le da los buenos días. E incluso si ese suegro lleva a otra experiencia, ¿no hay, a pesar de todo, una desproporción entre el suceso y sus consecuencias en nuestra vida?).

Entonces, ¿qué es realmente importante: tú o el futuro del club?

P: Soy yo, y aunque fuera por la familia…

T: ¿Hay alguien en tu familia que ha faltado? ¿No puede garantizarse la sucesión?

P: No he conocido a mis abuelos. Yo…

T: Me doy cuenta de que no acabas las frases. Tal vez en la genealogía, algo no está acabado y en tu club algo no se acabará. Tal vez los alumnos, de manera simbólica, son como hijos, como una transmisión?

…».

✳

EXTRASÍSTOLE

Este síntoma forma parte de las arritmias y puede ser auricular, ventricular, es un latido suplementario.

La vivencia biológica conflictiva

La tonalidad central es *social.*

«QUIERO LUCHAR CONTRA EL PROYECTO DE PERDER MI TERRITORIO».
«Tengo que dar más amor, **tengo que dar el doble de amor**, tengo miedo a no dar bastante amor». Las extrasístoles son duplicaciones.
Riesgo puntual a perder su territorio.

Ejemplo

El señor X es acusado de tocamientos sexuales y su familia quiere destruir su casa.

Sesión práctica de extrasístole

«...

Jean: Tengo una extrasístole.

Terapeuta: ¿Desde cuándo tiene ese síntoma?

J: Empezó justo después de la muerte de mi padre, que falleció de una enfermedad cardiovascular. Había llevado conmigo su muerte y la mía, la percepción de mi propia muerte. Me parece que en ese momento había pensado que iba a entrar en un proceso familiar; corría el riesgo de sufrir también una patología cardiovascular en el futuro.

Me pasa muy de vez en cuando, puede que se me pase. Puedo pasar dos o tres años sin tener ninguna y, en un día, sentir varias ráfagas de extrasístoles.

T: Una «ráfaga». ¿Querías salvar a tu padre o querías salvarte a ti mismo en el futuro?... ¿Qué te parece ser cardíaco en el futuro?

J: Me angustia.

T: Esto se parece a un conflicto de diagnóstico: «en el futuro, tengo miedo a estar enfermo». ¿Qué enfermedad tienes miedo de sufrir en el futuro?

J: Una enfermedad coronaria, como la de mi padre.

T: ¿Y cuál será la solución?

J: Me he puesto a correr, he hecho maratones. Cuando siento latir a mi corazón, me preocupa. No quiero sentirlo.

T: En el conflicto autoprogramado, el síntoma crea una emoción que, en sí misma, puede convertirse en un síntoma. Escucho: «tengo miedo en el futuro de desarrollar un problema cardíaco, un infarto, como mi padre; en el futuro, puedo perder mi territorio de salud cardíaca».

J: Detrás siempre está la angustia de la muerte. Lo noto. Es muy perceptible. Lo siento cuando estoy en fase de estrés, cuando estoy abrumado de trabajo, o de cosas así.

T: ¿Es importante para ti luchar? «En el futuro habrá un combate y tengo que luchar».

J: Sí.

T: Éste es el principio de la arritmia: los luchadores de sumo, los judocas, etc. Es sorprender al otro. Habrá un combate y habrá que ser el más fuerte, habrá que luchar de una manera masculina.

J: Es el combate del ciervo.

T: *(Va a tener que luchar, y el problema es que es contra él mismo, a causa de ese diagnóstico de enfermedad cardíaca. Esto parece un problema virtual, imaginario. A cierto nivel, este hombre está bien, tiene miedo de la cosa: «tengo miedo de tener que luchar en el futuro para conservar mi salud cardíaca»).*

J: Por eso me he puesto a correr, para demostrarme que todo va bien.

T: *(Escucho el conflicto de diagnóstico y el conflicto autoprogramado).* En cuanto escuchas tu corazón, te angustias. Desde el principio, el diagnóstico es autoprogramado. Tu cuerpo te adora, te permite vivir, sentir. Es perfecto. Tu cuerpo no sólo te quiere, es mucho más que eso.

…».

PROTOCOLO: CARTA AL CUERPO

Objetivo:
Reapropiarse del propio cuerpo (o de una parte del cuerpo), reconciliarse con él.

Indicaciones:
Conflicto de ganglios nobles, de estética, conflicto de bloqueo, conflicto autoprogramado, cáncer, dolor, enfermedad autoinmune, fibromialgia… cuando el paciente está en lo mental, o cuando el terapeuta oye: «No puedo contar con mi

cuerpo», «No hay relación entre la cabeza y el cuerpo», «Sensación de cuerpo desconectado».

Práctica:
Instalar dos sillas, una representando la cabeza y la otra el cuerpo (escribir en un papel «cabeza» y en otro «cuerpo»).

El paciente habla espontáneamente de todo lo que viene al caso a propósito de su cuerpo (o de una parte de su cuerpo) al terapeuta.

El paciente escribe una carta dirigida a su cuerpo, en la segunda persona del singular: «Tú... (ir hacia lo que incomoda, molesta...)».

Es la «Cabeza» que expresa: pensamientos..., emociones..., mensajes... La cabeza envía su carta al cuerpo, la coloca sobre la silla «cuerpo».

Disociación + Cambio de lugar: El paciente se pone en el lugar de su «Cuerpo»; el paciente se toca, desciende por su cuerpo, está en su cuerpo..., se convierte en su cuerpo.

Etapa importante: Tomarse su tiempo para instalar bien al paciente en su cuerpo.

El «Cuerpo» recibe la carta y la lee, atento a lo que siente.

El «Cuerpo» responde a la «Cabeza».

El «Cuerpo» expresa todas sus Vivencias y acaba exponiendo sus Necesidades.

Disociación + Cambio de lugar: El paciente regresa al lugar de su «Cabeza». La «Cabeza» recibe y lee la carta escrita por el «Cuerpo».

El terapeuta anima a la «Cabeza» a escribir otra carta al «Cuerpo» o a la parte del cuerpo con el objetivo de la reconciliación. De nuevo, el «Cuerpo» recibe la carta, la lee, responde, la «Cabeza» también, y así hasta que el «Cuerpo» recibe una carta que le conviene, expresando lo positivo, el amor.

La reconciliación: El paciente pone un pie encima de cada papel o entre las dos sillas e integra la unidad.

Puente hacia el futuro.

Observaciones:
Puede haber varias idas y venidas de cartas. A veces, el paciente se da cuenta de que la carta puede venir del padre, de la madre o incluir palabras escuchadas en la infancia.

✳

TAQUIARRITMIA

La vivencia biológica conflictiva

La tonalidad central es *social.*

EXISTE EL PROYECTO (NERVIO) DE QUE NO RECIBA AMOR (CORAZÓN) DE MANERA REGULAR (TRASTORNO DEL RITMO), DE QUE ESTÉ FRUSTRADO.

«El amor está entrecortado (amor caprichoso).[3] Recibo amor, y no recibo».

---

3. El autor juega con la fonética y hace una metáfora con los términos *amour est haché* (amor cortado) y *amouraché* (amor caprichoso). *(N. de la T.)*

Es una forma de frustración.
Es una forma de conflicto en balanza:
«Estoy estresado, estoy en curación. Estoy estresado, estoy en curación».

Ejemplos

Una mujer se siente querida apasionadamente por su marido durante un día. Y después, no hay nada más. Se convierte en la criada, la cocinera. Luego vuelve a convertirse en princesa. Y, de nuevo, en criada.

Otra mujer joven está una noche en una discoteca con su novio, ella le dice: «Por la noche, estoy contigo, por el día con tu amigo». El amor está entrecortado. El novio entonces sufre trastornos del ritmo cardíaco.

✳

FIBRILACIÓN AURICULAR

Contracción asíncrona (sin ritmo regular) de los músculos de las aurículas.

TRASTORNO DE CONDUCCIÓN AURÍCULOVENTRICULAR

Se manifiesta por pausas más o menos largas (el bloqueo auriculoventricular incompleto o completo) pudiendo ser necesaria la colocación de un marcapasos.

Ejemplo

La madre siempre tiene prisa, el padre es demasiado pusilánime, tienen problemas. El hijo tiene un trastorno de conducta entre las aurículas (madre) y el ventrículo (padre).

MIOCARDIO Y VENTRÍCULOS

MIOCARDIO

La vivencia biológica conflictiva

La tonalidad central es *desvalorización.*

Hipertrofia ventricular izquierda.
Hipermiocardio.
«Me desvalorizo por no tener territorio».
Conflicto de desvalorización personal relacionado con la eficiencia de su corazón.
«No lo conseguiré, mi corazón no es lo bastante fuerte», explica un deportista.

Cardiomegalia:
Es un corazón grande: (*mégalie* = grande).
«No me siento a la altura» (al igual que la hipófisis).

El músculo cardíaco disminuye:
«Me siento envenenado, intoxicado».

Insuficiencia cardíaca:
En los casos de envenenamientos reales o simbólicos, el corazón funciona menos, a veces, incluso con atrofias.

«No hace falta que la sangre circule».

«No hay que proyectar presión, porque es el veneno el que va a circular, el que va a llegar al cerebro y voy a morir».

Debilidad de expulsión:
Poca sangre sale del corazón.
«Tengo miedo de abandonar mi territorio, de salir».

Abdicación

Ejemplo

Un corazón así de grande
Durante la guerra, el señor X no quería salir de su casa: «Si salgo, me van a matar, hay alemanes». De repente, todo el mundo se queda en casa. En 2002, se queda siempre en casa. Además, trabaja en casa. En cuanto sale, se angustia, está mal. Tiene una cardiomegalia y una debilidad de eyaculación.

INSUFICIENCIA DEL VENTRÍCULO DERECHO

Se trata de sangre sucia, portadora de los desechos y del dióxido de carbono.

Ejemplos

Tentativa de aborto

La madre ha intentado abortar tomando medicamentos, o sea, envenenando al hijo. El veneno está en su sangre. Pero, en el último momento, decide no hacerlo. Se va a vomitar para conservar el bebé.

La relación con mi madre me envenena

La señora X ejerce de enfermera y se cuida con homeopatía, no soporta los medicamentos alopáticos, cuando los toma siempre se siente como envenenada. Cuando estaba en el vientre de su madre, su madre intentó abortar tomando medicamentos.

Sentido biológico

Cuando el veneno está en el cuerpo, la supervivencia es disminuir el ritmo cardíaco, disminuir la circulación cardíaca, no moverse. Si no, es la muerte.

Cuando a alguien le muerde una serpiente, un torniquete permitirá detener el veneno.

Es el músculo derecho, el corazón derecho el que se ocupa de todo lo que hay de tóxico, de todos los venenos del cuerpo. Las soluciones son la bradicardia, el pulso lento, la atrofia cardíaca ventricular derecha o la insuficiencia cardíaca.

INSUFICIENCIA DEL VENTRÍCULO IZQUIERDO

El ventrículo izquierdo es la parte más musculosa del corazón; hay que colocar la sangre bajo presión para que vaya hasta las extremidades del cuerpo.

Poca sangre es enviada al exterior del corazón.

Ventrículo izquierdo es el amor, la vida.

La vivencia biológica conflictiva

La tonalidad central es *desvalorización*.

Conflicto masculino.

«No he recibido suficiente amor de mi padre».

«No he recibido suficiente masculinidad».

«No he recibido suficiente para irme de la casa, para independizarme, para ir al exterior».

«Soy impotente para dar la vida».
«Me siento impotente para ser generoso, para dar la más mínima cosa».

VÁLVULAS

Descodificación metafórica

La aurícula es femenina, receptáculo, centrípeta, y el ventrículo, masculino.

Las aurículas acogen la sangre venosa. La vena es la vuelta a casa. Es la mujer que regresa a la casa. Se queda alrededor de la cueva. Se ocupa de los niños. No se va lejos. Es la mujer quien trae el agua al pueblo. Lo femenino vuelve a entrar en la caverna y explica muchas cosas. La mujer se vuelve más hacia el lenguaje, la palabra, que el hombre.

El ventrículo envía la sangre a la periferia. Es el principio macho, centrífugo. Es el cazador quien va a ir a la naturaleza, silenciosamente, para no asustar a la presa. Así pues, no habla o habla poco.

| Las aurículas: | femenino: | centrípeto. |
| Los ventrículos: | masculino: | centrífugo. |

INSUFICIENCIA DE LAS VÁLVULAS

Conflicto del salmón.

Definición

*Los **soplos del corazón** se producen por el paso de la sangre entre válvulas **estenosadas**, o bien por una parte de sangre, que hace reflujo por una válvula que no cierra bien y que choca con el flujo de la circulación sanguínea saliente. La válvula permanece abierta.*

Los soplos funcionales pueden aparecer después de un aumento de la actividad cardíaca (en caso de anemia, de embarazo o durante el período de crecimiento); son intermitentes en relación a los soplos vinculados a anomalías valvulares.

La vivencia biológica conflictiva

La tonalidad central es *desvalorización y social.*

Reflujo del ventrículo hacia la aurícula – Insuficiencia mitral o tricúspide.

La puerta permanece abierta: «**QUIERO VOLVER A CASA, VOLVER HACIA LO FEMENINO, A CASA DE LA MADRE, ASÍ PUES, DEJO LA PUERTA ABIERTA PARA EL REGRESO**».

El objetivo es que la puerta esté abierta hacia lo femenino. Quiero tener la posibilidad de regresar hacia lo femenino.

«Dejo siempre la puerta abierta con la esperanza y a la espera de la vuelta de lo masculino hacia lo femenino» realmente, simbólicamente y *cardiológicamente.*

Esto puede estar programado en el árbol genealógico y es el niño quien desarrolla el conflicto. Esto puede estar programado en la vida de la persona.

No hace falta que seamos reductores y que hagamos de un caso particular una generalidad.

Válvula mitral:
La puerta de la relación de amor, la válvula da la vida; estamos en la **parte izquierda del corazón,** donde se encuentra la sangre oxigenada.
«Quiero que la puerta de mamá esté siempre abierta para ir y buscar la vida».
Efectivamente, si la sangre remonta completamente, llega a los pulmones, allí donde la sangre viene a tomar la vida.
«Quiero remontar para estar en relación con la vida».

Ejemplos

«Mi marido me abandonó por otra mujer y a mí me gustaría que volviera a casa, pero no quiere. No obstante, le abro la puerta y la dejo abierta».

«El padre me echa, vuelvo a casa de mi madre».

«Quiero volver a encontrar el vínculo con mi madre».

«Quiero que la puerta de mi madre permanezca siempre abierta».

«Quiero que mamá deje la puerta abierta para volver hacia ella, porque ella me ha querido matar».

«Me gustaría que hubiera una vuelta atrás (el trayecto de la sangre normalmente va en una sola dirección). Y entonces, desearía nadar contra corriente».

Desde su nacimiento, ella sólo existe cuando está en casa de sus padres. Cuando vuelve a su casa, sola, ya no existe.

Prolapso de la válvula mitral
Una mujer desarrolla un prolapso de la válvula mitral. Su madre intentó abortar cuando estaba embarazada. Tiene, de nacimiento, un corazón muy pequeño y coronarias muy finas. Ha desarrollado un prolapso de la válvula mitral. Para abortar, la madre se envenena la sangre con medicamentos. Para sobrevivir, el corazón no debe hacer circular el veneno: se vuelve hipotrófico. A veces, encontramos atrofias globales que evitan que el veneno circule.

En Navidad
La señora X dice: «Hemos tenido dos fiestas familiares muy seguidas y mi tía no se ha despegado de mis abuelos. Estaba aferrada a ellos. Nosotros íbamos a vernos, para intercambiar. Cuando está allí, se transforma. Toma la vida, el amor».

Sin mamá, estoy muerta
«Quiero que la puerta se quede abierta para ir a buscar la vida que está en casa de mamá. Sin mamá, estoy muerta». Su madre quiso abortar, lo que quiere decir que ahora siempre tiene que estar en relación con ella para estar viva, para sentirse segura. De lo contrario, estar a unos centímetros de ella, es como la taza del váter, es el aborto, la muerte. «Tengo que estar siempre cerca de ella, para existir».

Divorcio

Una persona que se ha divorciado, pero que todavía tiene la esperanza de que su marido vuelva.

Echar fuera

Las válvulas de la señora X no se cierran del todo. Dice: «Cuando mi padre me echa fuera, me refugio en casa de mi madre, mi padre me echa y mi madre me acoge».

Sesión práctica

«...

Terapeuta: ¿Cuánto tiempo necesitarás para disfrutar realmente de tu madre? Esto es pura imaginación.

Paciente: Toda la vida.

T: ¿Cuántos años son toda la vida?

P: Todavía pienso vivir sesenta años.

T: Así que sesenta años con mamá, sé que puedo ir, que me tomará en sus brazos. Puedo entrar en esta aurícula izquierda, la puerta está abierta. Puedo ir cuando quiera, pero no estoy obligado a ir. Pero sé que la puerta está abierta. Tal vez no vaya durante uno o dos años, pero si lo deseo, sé que puedo ir. Y esto durante sesenta años. ¿Qué te parece vivir esto durante sesenta años?

P: Bien, me complementa.

T: ... Has vivido esto durante sesenta años y lo que percibes, ¿es realmente sentirte completa?

P: Sí.

T: Y durante sesenta años, ¿has podido hacer circular todas las sensaciones por tu cuerpo? Respira. Tienes un nuevo soplo, un nuevo corazón. Ahora, tienes ochenta años, los llevas muy bien. ¿Vale la pena que todavía tenga que estar la puerta abierta, ahora que has vivido todos esos años con esto?

P: No, por fin, ya no vale la pena.

T: Ahora que has vivido esto durante sesenta años, tu puerta está abierta en un sentido y se cierra. Está abierta por una parte, recibes, pero no volverás más, no volverás a remontar. No eres un salmón. Se cierra y está bien que sea así. Está abierta. Recibes. Pero no puedes ir a contracorriente como el salmón. Cada cosa en su sitio.

…».

✳

ESTRECHAMIENTO, ESTENOSIS DE LAS VÁLVULAS MITRAL Y TRICÚSPIDE

Sentido biológico

Estas válvulas son el lugar de paso entre lo masculino y lo femenino, siendo la aurícula femenina y el ventrículo masculino.

La válvula cerrada impide el regreso entre el ventrículo y la aurícula.

La válvula no se abre lo suficiente. Queda demasiado cerrada.

¿Qué pasa entre lo femenino y lo masculino? «¿Hace falta que papá y mamá sean diferentes, que no haya relación entre ellos? No quiero volver a casa de mamá, quiero que la puerta esté cerrada, tengo miedo de ir…».

112

La puerta debe quedar cerrada o no debe abrirse del todo.

La vivencia biológica conflictiva

Problema de comunicación entre el padre y la madre.
El marido quiere entrar en la casa y la mujer lo echa.
Lo masculino quiere ir hacia lo femenino, pero no debe ir.
Quiere ir hacia su mujer, hacia su femenino, hacia lo que es vivido como su femenino, pero imposible, la puerta está cerrada.

«QUIERO CERRAR ESTA VÁLVULA PARA QUE LA SANGRE (EL OTRO, EL HOMBRE, EL MARIDO...) NO ENTRE. CIERRO TODA POSIBILIDAD DE REGRESO».

«Nunca sé cómo me va a recibir mi madre».
«No quiero regresar a casa de mi madre».
«No tengo que volver a casa de mi madre».

«No quiero que la sangre vuelva, que se dé la vuelta».

Estrechamiento esclerótico o calcificación:
«Sobre todo, no quiero que papá regrese a casa de mamá».
«Por mi parte, no quiero regresar a casa de mi madre (o de mi mujer)».
«Hay un peligro si alguien regresa hacia lo femenino».

Ejemplo

La señora X es una inmigrante italiana; las mujeres, en su cultura, permanecen juntas, las familias están unidas, pero el marido de esta mujer va a ver a otras mujeres y luego vuelve. Ahora es mayor, pero esto **sucede** desde siempre. Esta mujer dice: «No quiero que mi marido vaya a ver a esas mujeres y no quiero que venga a verme después. No quiero que vuelva porque me ha hecho sufrir demasiado. **Endurezco mi corazón**».

Hay que verificar esto cada vez, este sentido biológico, esta coherencia, este sentimiento, con el objetivo de encontrar un acontecimiento emocional a través de un acontecimiento histórico. ¿Es una realidad emocional para la paciente?

¿Cuál es el momento específico en el que su marido llega más borracho que de costumbre o incluso con olor a otra mujer u otra cosa?

Esta mujer, que tiene problemas de válvulas, dice que, cuando piensa en su madre, «se le encoge el corazón». Cuando dice: «se me encoge el corazón», estamos en el entorno del problema, pero no en el problema. Para estar en el problema, hemos de tener el acontecimiento preciso, concreto, un instante en un lugar, lo que denominamos el bio-shock. Mientras no tengamos ese acontecimiento específico, estamos en lo psicológico; debemos dirigirnos hacia lo biológico, el día, la hora, el lugar, saber cuál es la historia, cuál es la emoción; la continuación será mucho más fácil.

✳

REFLUJO DE LA AORTA HACIA EL VENTRÍCULO O INSUFICIENCIA DE LAS VÁLVULAS SIGMOIDEAS AÓRTICAS

Las válvulas sigmoideas permiten el retorno al ventrículo. Las válvulas sigmoideas son aquellas que se encuentran entre los ventrículos y el exterior. Por un lado, el corazón izquierdo: la aorta; por el otro, el corazón derecho: la arteria pulmonar.

La vivencia biológica conflictiva

Las válvulas permanecen abiertas.
Se trata del regreso del exterior hacia el ventrículo, lo masculino.

«QUIERO QUE LA PUERTA HACIA LO MASCULINO PERMANEZCA SIEMPRE ABIERTA (HACIA PAPÁ, EL PADRE, EL MARIDO)».

«El padre, lo masculino me expulsa, pero deseo quedarme o regresar a casa».
«Intento, constantemente, reconciliarme con mi padre, pero él me deja afuera».
«Quiero volver a llevar todo mi amor hacia mi padre».

«No quiero estar encerrado, como en una prisión».
«Quiero que la puerta esté abierta para poder entrar y salir libremente».

Ejemplos

«Cada vez que estoy en un lugar cerrado, me siento mal. Y tengo que abrir las puertas, o bien que se mantengan abiertas para tener una vista panorámica sobre su salida. Necesito un escape hacia el exterior».

«No puedo soportar el confinamiento, porque he sido encerrado por mi madre».

«Quiero volver a casa de papá».

ESTRECHAMIENTO AÓRTICO

> ### La vivencia biológica conflictiva
>
> El padre no trajo a su hijo, no le cogió de la mano.
> «Soy expulsado de mi clan por mi padre, ninguna esperanza de vuelta».

ESTRECHAMIENTO AÓRTICO CON CALCIFICACIONES

> ### La vivencia biológica conflictiva
>
> La tonalidad central es *desvalorización.*
> «Las relaciones entre mi padre y yo se han endurecido».
> El padre es expulsado brutalmente y el regreso es imposible.

ENDOCARDIO

> ### La vivencia biológica conflictiva
>
> «Esto me parte el corazón».
> Conflicto de separación de una cosa, una persona, presente en el seno del hogar.

Ejemplo

Endocarditis

Una mujer tiene la custodia de un niño desde hace cuatro años, cuando la asistente social llega y le dice: «Se acabó, nos volvemos a llevar al pequeño y no lo verá más». Se encuentra

en el hospital: endocarditis. «Esto me rompe el corazón», separación brutal en la casa. El niño estaba en la casa, de donde
ha sido arrebatado.

PERICARDIO

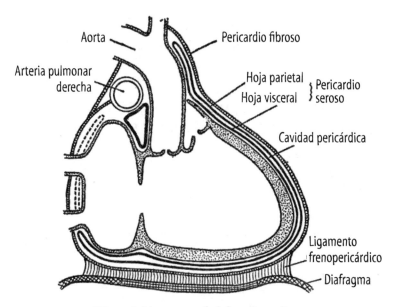

Disposición general del pericardio
(Corte vertical y anteroposterior del corazón)

La vivencia biológica conflictiva

La tonalidad central es *ataque, falta de protección.*

Son posibles tres niveles conflictivos:
— 1.er nivel, concreto, real: «Tengo miedo por mi músculo cardíaco».
— 2.º nivel, trasladado de lo real: «Tengo miedo a la enfermedad cardiovascular».

— 3.er nivel, simbólico, metafórico: «Protejo mi casa, mi hogar».

1.

Ataque directo contra el corazón.

Ejemplo: «Va a ser operado del corazón».

2.

CONFLICTO DE MIEDO RELACIONADO CON EL PROPIO CORAZÓN O CON EL DE LOS DEMÁS.

Miedo a sufrir un ataque; de una alteración a propósito de la esfera cardiovascular: «¡Sabes, hay que tener mucho cuidado con las arterias!».

«Tengo miedo de que estos dolores, estas palpitaciones, estas piernas hinchadas..., se deban a un problema cardíaco».

Se trata de un ataque externo (el diagnóstico de una enfermedad cardiovascular) o interno (un dolor brutal).

Muy a menudo, las personas que tienen dolores en el corazón se asustan mucho.

Una mala noticia (ejemplo: el abuelo es ingresado en el hospital porque está enfermo del corazón) puede vivirse como un problema personal, afectando a su propio corazón.

«Tengo miedo de desarrollar hipertensión arterial».

«Debo sobreproteger mi corazón».

«Protejo todo lo que está relacionado con el corazón; mi corazón o el de los demás».

3.

Ataque contra la integridad de mi territorio.

«Tengo miedo por mi hogar, tengo miedo de que vengan ladrones».

Síntomas

El pericardio está constituido por dos láminas que producen un lubricante.

Si hay demasiado líquido, el trabajo del músculo cardíaco puede verse alterado. Una pericarditis es una inflamación del pericardio.

Pancarditis: Pan = todo. Inflamación del endocardio, del miocardio y del pericardio. (Endo: en el interior; mio: el músculo y el pericardio).

Mesiotelioma del pericardio.

Hipertensión arterial con disfunción diastólica (por ejemplo 14/12 o 18/16).

Pericarditis, derrame pericárdico, que crean un nuevo *shock*, círculo vicioso.

Insuficiencia cardíaca.

Pericarditis crónica, paquipericarditis.

Dificultad en respirar.

Edema de los miembros inferiores.

Ejemplo

Doble fallecimiento

La señora X tiene una tensión arterial de 14/11 que está «con alteración de la diástole» (las dos cifras están muy cerca), conflicto relacionado con el pericardio. De 1995 a 2005, está luchando para prolongar la vida de su padre, que sufre del corazón. En 2005, se produce el fallecimiento de éste, seguido de la repentina muerte de su madre. ¿Es debida a un fallo cardíaco? Ella cree que sí. Desde entonces, tiene miedo a que falle su propio corazón en cuanto siente algún dolor.

HIPERTENSIÓN ARTERIAL (HTA)

FISIOLOGÍA

Función de las arterias

Redirigir la energía emitida por el corazón para propulsar la sangre

Hemos visto que el corazón es, finalmente, una arteria y una vena que, durante el desarrollo de la embriogénesis, simplemente han espesado y han tenido contracciones potentes.

Cuando conocemos la fisiología, podemos deducir la conflictología. El lugar de almacenaje de la energía alimentaria no es el esqueleto ni el cerebro, es el hígado. O sea, con una vivencia de carencia, será el hígado el que desarrollará una patología. Del mismo modo, la energía necesaria para ponerse en movimiento, para propulsarse, se encuentra en los músculos. Y cuando se trata de propulsar la energía sanguínea, los músculos de las arterias y los músculos del corazón son los responsables. El corazón se contrae para transmitir una energía de propulsión en las arterias. Las arterias, musculares y elásticas, van a redirigir esta energía —es decir, la sangre— hasta las extremidades del cuerpo. Esto es comparable a una hoja de acero, a un resorte: metemos la energía en ese resorte y cuando se suelta, vuelve la energía. El corazón transmite la energía a los músculos y a las fibras elásticas de la arteria aorta. Cuando esta arteria no devuelve esta energía, a esto se le llama hipertensión arterial.

En resumen, el corazón es una bomba que da energía a las arterias. Las arterias tienen músculos que van a acumular esta energía para, a continuación, volverla a dar a la sangre.

Máxima / Mínima

La **máxima:**
En la tensión arterial se indican dos cifras. La primera corresponde a la tensión, a la salida de la arteria, la tensión relacionada con la presión de la aorta; una tensión para enviar la sangre lo más lejos posible. Esta máxima está relacionada con el corazón, con el padre y con el territorio.

La **mínima:**
Está relacionada con la madre, puede aumentar cuando intentamos acercar la madre al padre, especialmente cuando la tensión arterial marca, por ejemplo, 16/13 o 15/12.

La vivencia biológica conflictiva
1.
Las arterias son, a la vez, elásticas y rígidas. Deben tener resistencia al mismo tiempo que ser flexibles; pero, según las personas, una de las dos cualidades puede ser priorizada.

Efectivamente, hay personas más rígidas, tanto en sentido literal como en sentido figurado, que otras.

La HTA es como si la energía quedase bloqueada en la arteria, como si la arteria no llegase a redistribuir esta energía. Está bajo presión, bajo tensión y no llega a liberar esta energía, a pasar a la acción. Podemos comparar estos elementos con el conflicto que provoca la diabetes insulinodependiente. Hay una resistencia. La sangre tiene dificultad para circular, reaccionar, ponerse en movimiento. Es por eso por lo que el corazón es un músculo tan voluminoso.

¿Quién provoca esta resistencia? ¿Quién frena la salida? Es la rigidez de las paredes. ¿Las arterias son flexibles o rígidas? Si son demasiado flexibles, no pueden restituir la energía. Si son demasiado rígidas, no pueden tomar la energía, no pueden extenderse. Es necesario un equilibrio en las arterias, en ese continente que es más masculino, puesto que estamos en la salida del corazón.

«En un cierto ámbito, **NO LOGRO PASAR A LA ACCIÓN**».

«Me preparo para actuar, pero sólo me preparo».

«Hay una prohibición o un peligro en actuar».

Hay una noción de continente: «¿Soy demasiado blando? ¿O soy demasiado rígido?». Podemos *viajar* con eso en la escucha de la historia de la persona.

2.

«ME IMPIDEN SALIR, ME IMPIDEN ACTUAR Y DEBO OBEDECER».

«No estoy apoyado por mi familia, no me apoyan en la acción».

«El **continente,** la familia, no me apoya en la acción».

Esta patología afecta, del mismo modo, a las mujeres masculinizadas. El polo masculino es un polo de acción. Una mujer que está en su polo femenino y que no logra actuar no lo vive forzosamente mal. Pero si pasa a su polaridad masculina para proteger a los niños, por ejemplo, o porque su marido es deficiente, en este caso, puede producirse un conflicto.

Las arterias son masculinas. Las venas están más en relación con los conflictos femeninos: «Regreso a casa»; las arterias: «Me voy de casa. Me marcho de casa, abandono el territorio» ya que el corazón es el territorio.

3.

Para las hipertensiones arteriales de origen renal, el individuo guarda los líquidos en el cuerpo y especialmente en los vasos sanguíneos. Así, este exceso de líquidos en la sangre puede aumentar la presión intraarterial. Es un proceso mecánico.

CONFLICTO CON LOS LÍQUIDOS.

Conflicto de pérdida de puntos de referencia.

Ejemplo: La señora X tiene 20 de tensión, tiene miedo al alcohol, al vino (20).[4]

4.

Descodificación de SALOMON SELLAM:

El padre está bajo tensión y se siente impedido para marcharse.

---

4. El autor juega con la fonética de las palabras *vingt* (20) y *vin* (vino). *(N. de la T.)*

Hay una tensión en el clan, en la familia, y esto sucede a distancia.

El hombre quiere salir, está bajo presión, es importante para él hacerlo y la presión aumenta a causa del bloqueo infligido por la madre, lo femenino, la esposa. De esta forma, en lugar de correr a lo largo de las arterias y de ir hasta los capilares y luego volver, la energía está bloqueada en las arterias.

«Mi familia me presiona demasiado».
«No puedo invertir en el exterior de la casa».
«Me siento prisionero».

5.
«El amor me ha decepcionado, así que he cerrado mi corazón».
«Me siento impotente, desvalorizado sexualmente y quiero aumentar mi actividad sexual».

Hipertensión pulmonar:
Conflicto de frustración sexual + amenaza en el territorio + pérdida de cohesión en los vínculos de sangre + conflicto líquido y conflicto de pérdida de puntos de referencia (venas coronarias, bronquios, plaquetas, riñones).
«Fuerzo para eliminar los desechos».

Hipotensión arterial:
«Espero recibir líquidos (dinero, agua) y no recibo nada».

Ejemplos

Fonética

La señora X tiene un hijo aquejado de hipertensión arterial. Le ha puesto como nombre Idris, que tiene un sonido cercano a «hidro», es decir, tal vez problemáticas relacionadas con el líquido, el alcohol, la leche, el agua. ¡Y el apellido es Beaujolien![5]

Hipertensión: decepcionado por el amor

El señor X se casó con una argentina para que tuviera los papeles en regla y se pudiera quedar en Europa. Después, se separaron y él desarrolló hipertensión. Tiene sensaciones en el cuello y la impresión de que se va a ahogar. Se ha enamorado de ella, está absolutamente loco por ella. Pero debe cerrar su corazón. Está bajo presión, pero no puede pasar a la acción. No puede vivir con ella. Y, sin embargo, es lo que desea.

¿Cuál es el escenario? Dado que el exterior es inocente, es el interior el que está involucrado. ¿Qué ha vivido anteriormente que quiere expresar para encontrar la solución?

Punto pedagógico: Recuerda que el exterior siempre es inocente

El interior es la parte activa. ¿Qué pasó mucho antes del *shock*? ¿Qué es lo que se está expresando para encontrar la solución?

Un becario al que asisto está afectado por hipertensión arterial. Le propongo esta frase preguntándole si le dice

---

5. Beaujolais es la denominación de uno de los mejores vinos franceses y *lien* se traduce como vínculo. *(N. de la T.)*

algo: «Decepcionado por el amor, estoy obligado a cerrar mi corazón». Me contesta: «En absoluto». Me dirijo entonces a otra persona y, al cabo de un momento, vuelvo hacia él y le hago de nuevo la misma pregunta: «¿Esto te dice algo?». Entonces me explica que, de hecho, esto le dice *algo*. Su primera reacción ha sido decir que esto no le decía nada de nada. Ésa es la reacción del consciente, reacción de resistencia, reacción del intelecto. La segunda vez, el cuerpo reacciona. Es decir, el inconsciente psicológico o, si lo prefieres, la consciencia biológica. Ésta comienza a expresarse. Se pone espontáneamente a hablar y, finalmente, era toda su vida la que estaba resumida en esa frase.

Diabetes e hipertensión arterial

La señora X es diabética y, al mismo tiempo, sufre de hipertensión arterial. Esta mujer carece totalmente de espontaneidad. «No paso a la acción». Esto puede ser vivido en términos sanguíneos hormonales, el azúcar; o puede ser vivido como sensibilidad vascular, la hipertensión arterial.

Esta persona siempre está cansada, no puede salir de su habitación y dice: «No logro hacer nada». Le pregunto qué le gustaría hacer. Me responde: «¡Oh! No me gustaría subir a las montañas, ni hacer cosas extraordinarias, me conformaría con ir al pasillo. No deseo hacer grandes cosas». Lo dramático de la situación es que no tiene ganas de cambiar. No quiere actuar. No quiere pasar a la acción. Acumula energía, pero no actúa. En la familia, todo el mundo es así. En esta familia, no pasa nunca nada. **Se preparan, pero no actúan.** «Habrá que actuar, pero no tengo ganas». O bien, acumulo azúcar para dar un día energía a los músculos, o bien, acumulo energía en las arterias para redistribuirla a la sangre. Es exactamente la misma tonalidad conflictiva: la vivencia es, o bien hormonal, o bien vascular. Es la misma vivencia.

Otros podrían vivir esta misma vivencia como neurológica y desarrollarían la enfermedad de Parkinson. Ahí está el sentido de lo que llamo la multientrada biológica, es decir, cuál es nuestra manera de estar en el mundo.

En este sentido, es muy importante conocer la fisiología de un órgano. Las arterias principales tienen una túnica muscular. Acumulan la energía que llega del corazón y luego la distribuyen. Es como un segundo corazón. O más bien el corazón es como una gran arteria. El músculo acumula la energía y la redistribuye.

Imposibilidad para irse de casa

El señor X padece HTA. Me dice: «Tengo ganas de salir de casa, de marcharme, de abandonar a mi mujer, si no, voy a reventar como mi madre. Siempre estoy **encerrado**. Estoy bajo **presión.** En mi pareja, ¡esto no **circula**!». Él es médico y trabaja en su domicilio. No se va por sus hijos. «Me necesitan, no puedo hacerles esto. No pueden sufrir lo mismo que yo he sufrido: un padre ausente».

✳

Punto pedagógico: Pirámide: conflictos, órganos, enfermedades, edades

Alrededor de los sesenta años, un cierto número de personas desarrollan hipertensión arterial. Los hijos se alejan, hacen su vida; hay una separación de la vida de antes. Se pierden los puntos de referencia, querríamos retenerlos. Una mujer se expresa incluso de la manera siguiente: «Mi médico me dice que tengo edad para tener hipertensión arterial. Me pregunté por qué».

La observación es que, en cada edad de nuestra vida, se despliega una forma de sensibilidad en evolución con nuestras necesidades. Las necesidades de un lactante son diferentes a las de un niño, un adolescente, un adulto, un anciano; las necesidades evolucionan y están conectadas a órganos. Así pues, el niño pequeño tendrá problemas ORL, problemas de piel; el adolescente, problemas óseos, problemas de dermis con verrugas, acné; el adulto, problemas ginecológicos, cardíacos, y la persona mayor, con los órganos de los sentidos (audición, visión, olfato...), que se verán afectados.

Podríamos, de esta manera, construir una historia con, a cada edad, lo que tiene sentido, lo que es importante (valor emocional, biológico), común a la mayoría de la gente.

✳

ARTERIAS

FISIOLOGÍA

La arteria es la vida, lo positivo, lo masculino

La arteria transporta la sangre limpia, la sangre oxigenada. No es pasiva, inerte. Es activa, enérgica, centrífuga, masculina. Es un canal que vehicula la sangre y las informaciones hacia los tejidos, las células.

La función de la arteria es: «Aporto lo positivo, oxígeno, vida». La arteria, en bio-descodificación, es un órgano masculino porque es un órgano activo, centrífugo; es el hombre el que se aleja de casa para ir a trabajar. El hombre prehistórico sale de la cueva para encontrar la presa. De esta forma, desde que estamos en una noción de ir hacia, de ir a buscar la comida, por ejemplo, estamos simbólica y biológicamente en la arteria. Se trata de una transposición.

Las tres capas

Una arteria está formada por tres túnicas, tres capas:
La íntima:
Endotelio = que tapiza el interior. Es una capa sencilla que tapiza la superficie interna de los vasos (arterias, venas). «Endo» nos reenvía al interior, «telio», que tapiza.

La íntima es, de alguna manera, el equivalente a la epidermis. Nos encontramos en el cuarto estrato de la biología.

Como la epidermis, que nos permite estar en contacto con el mundo exterior, la íntima está en contacto con la sangre. Los conflictos de **separación** afectarán a esta parte.

La media:

Nos encontramos en presencia de dos capas, una elástica y una muscular (tercer estrato de la biología). Esta capa, la media, amortigua la onda que viene del corazón, la acoge y la almacena como un resorte que, enseguida, redistribuye la energía. Es la parte funcional de la arteria.

El conflicto tiene la tonalidad siguiente: **desvalorización, impotencia**.

La adventicia o conjuntiva:

Conduce los hilos nerviosos (cuarto estrato de la biología). El nervio está relacionado con la noción de **proyecto**.

En resumen

Íntima = endotelio: «Tengo una información vital o informaciones en la sangre para transmitir y estoy separado de ello».
Media: «Me siento impotente para vehicular la información, esto me desvaloriza».
Adventicia: «Estoy en el proyecto de la transmisión de esta información».

✳

La fisiología de la arteria nos da una idea de la psicología de la arteria. Podremos estudiar la psicología de cada órgano a partir de su función.

En las arterias, hay una noción de **territorio**: arteria coronaria, arteria cerebral (territorio intelectual), femoral (esfera deportiva)…

El territorio femenino no es el corazón, son los senos. Es el equivalente a las arterias coronarias.

El territorio central son las arterias coronarias. Es el corazón. Es mi territorio. Es aquello por lo que estoy dispuesto a pelearme.

Las otras arterias (secundarias, distales) pueden afectar a las residencias secundarias, un **territorio secundario**, distante: trabajo…, más periférico. Así pues, un problema en la arteria y cerca de la glándula tiroides tendrá probablemente esta descodificación: «Hay que pelearse con urgencia para recuperar un territorio». En el momento del drama confluyen en esta vivencia «la urgencia» y también el punto álgido, prioritario, principal, que es «luchar por un territorio». Por este motivo, el cuerpo, como siempre en el momento del *shock,* encuentra una célula totalmente adaptada al sentido biológico necesario.

Órganos afectados

Las carótidas, el arco aórtico, la arteria pulmonar.

El resto de las arterias del cuerpo, excepto las coronarias.

La vivencia biológica conflictiva

Los conflictos de pérdida de territorio central afectan a las arterias coronarias.

La aorta:
Pérdida de territorio periférico. Puede ser la residencia secundaria. Es algo secundario.
Terreno diseminado.
Pérdida de territorio alejado, distal.

. . .

Estrechamiento de la arteria pulmonar:
«Quiero morir con él o ella».
«Guardo en mi interior un muerto de mi familia».

. . .

Arteria cercana a la tiroides:
Conflicto de pérdida de territorio más amplio, que debo solucionar urgentemente.
Ejemplo: Una mujer teme que otra le quite a su hombre y se da prisa en casarse para no perderlo.

. . .

Carótidas y arterias cerebrales:
Las pérdidas de territorio intelectual pueden afectar a las **arterias carótidas** porque son ellas las que irrigan el ce-

rebro y su ulceración permitirá el paso de un mayor volumen de sangre.

«He perdido mi territorio intelectual».

«Debo defender mis ideas».

Conflicto intelectual. Puede tratarse, por ejemplo, de los derechos de autor: «Me han robado mis derechos de autor, mi patente o mis ideas».

Ser inteligente entraña un gran peligro, hacer funcionar el cerebro.

. . .

Enfermedad de Norton, arteritis temporal:

Es una afección de la arteria temporal.

«Tengo miedo de volverme loco».

«Han tratado a alguien de mi familia de loco».

Hay un conflicto, una historia en relación con un fusil o una pistola en la sien.

«A causa de un peligro de muerte, me hará falta, la próxima vez, ser más precavido, más eficaz».

. . .

Arteria inguinal:

Sexualidad, parto.

. . .

Arteritis:

«Quiero irme: ¿qué hago aquí?».

Ejemplo: La señora X, noventa años, a cargo de su hija, repite sin cesar: «Molesto, quiero morir, irme». Padece arteritis.

«QUIERO MARCHARME, SALIR. YA NO QUIERO ESTAR EN CASA, PERO ESO ES IMPOSIBLE. LO SUFRO CON RABIA».

A menudo, se añaden estas vivencias:
«Tengo miedo de algo que está detrás de mí, en mi nuca».
Conflicto de separación.
A veces, asimismo, conflicto de contacto impuesto.

Arteritis, arterias que se taponan, escaras, úlceras arteriolares:
La mayoría de las veces, se refiere a las arterias periféricas, arteriolas a la altura de las piernas.
Incapacidad de transmitir una información o de recibirla.
La información no es transmitida.

. . .

1. Reblandecimiento cerebral:
Ya no hay conflicto.
«Tiro la toalla. No peleo más».
Es la abdicación, o bien, ya no hay razones para luchar:
«No me importa. Ya no es un conflicto, ya no es mi problema».
Y esta zona cerebral puede desaparecer para siempre. Va a ser menos vascularizada puesto que ya no tiene sentido poseer el control cerebral (de tener una identidad en el territorio: la zona del recto), de actuar (el córtex motor), etc.

2. Hemorragia cerebral:

Una ruptura de aneurisma provocará una hemorragia.

Aquí, al contrario, la persona se pelea, lucha. Está a tope de estrés. Y, en ese momento, es cuando va a «reventar», porque envía mucha sangre y presión a las arterias. Hay una lucha para, por ejemplo, quedarse con el hijo. Y además el padre debe luchar para **encontrar soluciones en su cabeza.** «Debo enviar más sangre a mi cerebro para encontrar soluciones». Y las arterias se comprimen. Buscamos ahí una solución intelectual, estamos a tope de estrés, hay más presión y *«revienta»*.

Explorar asimismo los conflictos relacionados con la hipertensión arterial.

Todo esto, por supuesto y como para todas las enfermedades, se efectúa después de una consulta médica, un diagnóstico y un tratamiento prescrito por un médico escogido por el paciente.

. . .

Aneurisma:

Se trata del estrechamiento de la pared de un vaso, la mayoría de las veces en una arteria: la aorta, la arteria pulmonar, carótida o una arteria cerebral. La arteria es un tubo –como una manguera para regar– y ese tubo se ha estrechado. Hay varias capas en las arterias. De esta forma, se va a desarrollar un punto de salida al exterior, como una hernia en una cámara de aire. Estrechamiento de la pared que sobresale al exterior y que puede romperse en cualquier momento.

···

Cianosis:

Se debe a una falta de oxígeno en la sangre.

«Falta vida en mi familia».

Síntomas

Ulceración.

Necrosis de la pared arterial, en particular de la íntima y la túnica muscular.

El tejido cede, es la ruptura del aneurisma.

Hemorragia.

Punto pedagógico: Cada conflicto es una frase, no es una palabra

La vivencia de *desvalorización* puede *dejar una traza* y descodificar algunos tejidos. Éstos pueden ser el cartílago, el tendón, o también los huesos e incluso la sangre.

¿Y la vivencia de *desvalorización en el gesto, en el movimiento?* El cartílago permite el gesto. Mi gesto no está bien y voy a ulcerar el cartílago para dar a mi gesto más fluidez.

¿Pero qué cartílago?

Si se trata de alguien que viene con un problema en el codo, un reumatismo en el codo: *«Me desvaloricé en un gesto, en mi identidad».* Porque hay que «dar codazos» para conseguir tu lugar en la vida, o tu lugar profesional, porque hablamos de «hincar los codos». Así pues, *«Me desvaloricé en un gesto relacionado con mi identidad profesional»*, por ejemplo.

En mi relación con mi mujer, serán los cartílagos del hombro derecho o, en relación con mis hijos, será el hombro izquierdo.

De esta manera, cada célula es portadora de una frase *descodificante*. La arteria femoral, la carótida, la aorta, la coronaria contienen, cada una, una frase.

Ejemplos

Arteria femoral

El señor X tiene un problema de espasmo de la arteria femoral derecha.

Es un problema de espasmo. No es un coágulo ni una úlcera. Es un espasmo. O sea, los músculos.

El espasmo de la arteria femoral es el que se desarrolla sobre toda la pierna derecha. Es decir, que estamos en el músculo, por lo tanto es una noción de impotencia. El fémur está en relación con el sentimiento de oposición. Es un deportista de nivel muy alto. Es su trabajo.

Lado derecho: en relación con el padre, con el exterior. Es conocido que hay muchas descodificaciones con respecto a los lados. Para algunos, el lado derecho se asocia al deseo prohibido. Lo que se verifica aquí.

O sea, es un deportista de un nivel muy alto. Le han impedido su deseo a nivel de deporte. Vive en el norte, su padre es entrenador de balonmano. El joven deportista ha sido comprado por un club del sur de Francia. Llega y se sienta en el banquillo, durante todos los partidos. **No tiene su territorio deportivo.** Como en el caso de las arterias coronarias, es una pérdida de territorio, pero distal, deportivo. Son las piernas. Se sienta en el banquillo, no puede jugar. **No tiene acceso** a ese espacio de juego. Ve jugar a los demás. Se siente **impotente** para pasar a la acción. No hay espasmos. Quiere pasar a la acción, pero no puede. Como en el caso de una esclerosis múltiple, es un conflicto motor en los músculos de la arteria femoral. «Quiero ir, pero **no puedo ir**». Hay una prohibición. El lado derecho para el deseo. Está en conflicto de rivalidad con el hijo del entrenador que juega siempre. Juega mal, pero juega siempre. Y él juega bien, le pagan por no jugar. Y entonces, un día, en mitad de un partido, el hijo del entrenador se lesiona y se va al vestuario. De repente, tiene que ir. ¿Y qué sucede? Que pasa a vagotonía inmediatamente. Al cabo de cinco minutos está en el suelo. Y quince días después, hay otro partido y pasa lo mismo. Cada vez que juega, pasa a vagotonía. Soluciona su conflicto y, en ese momento, cae a tierra. Es una forma de crisis épica aguda y ya no puede jugar. Tiene dolores intensos. Y de nuevo en estrés: «Nunca más podrá jugar». O sea, vive otros conflictos soterrados (autoprogramados).

Ruptura de aneurisma en el cerebro

A veces existe un deseo en relación a la muerte del hijo. La señora X tiene una hija, pero ella ha deseado profundamente abortar, eliminar a esta hija. Un deseo de muerte de esta hija. Era una voz intensa del padre: ha habido una lucha muy fuerte por parte de la madre para quedarse con esta hija. Y la hija ha desarrollado una ruptura de aneurisma. La descodificación puede ser: «Lucho, resisto para sobrevivir».

Ruptura de aneurisma

El señor X explica: «Mi amigo ha muerto de una ruptura de aneurisma. **Seis meses antes**, había echado a su hija, que se suicidó al día siguiente. Esto ha sido muy fuerte. Cuando, cinco días antes de la ruptura de aneurisma, hablé con él por teléfono me pareció que había vuelto a estar tranquilo. Su voz había cambiado. Había serenidad en su interior. Se cayó en la calle cuando estaba contando un chiste. Sin duda, estaba en fase de reparación».

Arteria carótida derecha obstruida

A una mujer se le obstruía la arteria carótida derecha y la operaron porque estaba en grave peligro de muerte. Tiene un padre filósofo al que adora. Él piensa, reflexiona siempre, y se deja la salud en ello. Podría morir porque siempre está pensando. A ella le gustaría limitar el aporte de sangre al cerebro de su padre para que sea menos inteligente. Es la traducción biológica: «Me gustaría que papá reflexionara menos, que estuviera menos en la cabeza». Conocerá ese problema vascular cuando ella misma pase los exámenes, es muy inteligente, responde muy rápido a las preguntas. Cuando preparaba sus exámenes sólo dormía tres horas cada noche, continúa reflexionando, pensando y se expone realmente a un gran peligro. Tiene un hijo, trabaja y estudia al mismo tiempo. De tanto reflexionar se pone en peligro. Ve a su padre que reflexiona y que se deja su salud en ello, y cuando ella tiene que reflexionar también se deja su salud en ello: así pues, hay que reflexionar menos. Hay que irrigar menos el cerebro.

Extracto de *mail*

«Buenos días, Sr. Flèche,

»Sólo atraigo historias de amor "imposibles", complicadas, difíciles…

»Nací dos años y medio después de un hermano que falleció a la edad de un mes y medio. Tenía una "malformación cardíaca, es decir, **un agujero en la aorta y la sangre le pasaba a los pulmones**".

»Sabiendo que uno de mis bisabuelos maternos fue intoxicado con gas durante la Primera Guerra Mundial, y volvió con los pulmones quemados, que mi abuelo paterno tuvo un accidente con el tractor que le provocó la pérdida de un cuarto de pulmón, que mi propio padre ha tenido un neumotórax y cáncer de pulmón, que la hermana de mi abuela materna ha tenido, recientemente, una embolia pulmonar… no me cabe la menor duda de que hay un problema de pulmones en la familia…

»La pregunta que le hago, si usted puede responder, es: ¿qué podría significar biológica y médicamente esta enfermedad, si la descodificamos: "una malformación cardíaca, es decir, un agujero en la aorta y sangre que pasa a los pulmones"?».

Respuesta:

Una posible pista para confrontar esta vivencia transgeneracional es:

«Hay que cortocircuitar los pulmones porque lo que trae la vida puede traer la muerte».

Es una inversión, como lo es: «Como y tengo hambre, bebo y me deshidrato».

. . .

Punto pedagógico: Evidente y sin embargo…

La señora X dio a luz a una niña hace algunos años. Fue un parto muy complicado. Tuvo una hemorragia en el útero después del parto, fue terrible. Un *shock* muy grande. Un peligro enorme para ella: miedo a morir.

Está de nuevo embarazada y, algunas horas antes de dar a luz, desarrolla un coágulo en el interior de un vaso de la pelvis, alrededor del útero. Conscientemente, ha olvidado aquel drama, pero su cuerpo se acuerda por ella; la solución perfecta es taponar, desarrollar un coágulo, de esta manera no habrá hemorragia. Se prepara algunas horas antes del parto para no tener una hemorragia. Es lógico. Sin embargo, ella no se da cuenta de esta relación de forma espontánea. Por supuesto, todo ha ido bien ya que los médicos hicieron lo que tenían que hacer. La biología es perfecta: «Justo antes del parto, me preparo, coagulo y así no habrá hemorragia».

El sentido biológico, la lógica del síntoma es evidente cuando se ensambla cada parte de la historia de esta mujer (hemorragia) y su coágulo y, sin embargo nunca pensó en ello. En el momento de la propuesta con la hipótesis delante de sus ojos, sintió una gran emoción y la certeza del vínculo causa efecto se adueñó de ella. Tenía necesidad de una escucha exterior, de un espejo, como todos nosotros.

Su cuerpo ha desarrollado una solución a su miedo a la hemorragia, miedo a perder sangre. No estamos para nada en una descodificación simbólica de los lazos de sangre. Estamos en la función biológica de base, arquetípica, que es: «tengo miedo de perder mi sangre por los vasos uterinos».

VENAS

Órganos afectados

Las venas (excepto las venas coronarias).

FISIOLOGÍA

Las venas, lo femenino, llevan la sangre sucia hacia el corazón, gestionan las dificultades. Anatómicamente, son más sencillas que las arterias.

La arteria es activa, tónica, masculina, centrífuga. Va hacia el exterior. Mientras que la vena regresa hacia el corazón, o sea, es centrípeta. Es femenina. Lleva la sangre sucia hacia el corazón. Se ocupa de los problemas, de las dificultades. Son más las mujeres que hacen la limpieza en casa que los hombres. Hay pocas fibras elásticas, pocas fibras musculares. La media es mucho más fina y la adventicia, en el exterior, es el lugar donde se encuentran las células nerviosas.

Estructura de las venas, válvulas en nido de paloma

Lo que hay de específico en las venas son sus «válvulas en nido de paloma». Esto sólo existe en las venas. A la altura de las piernas, la sangre subirá por las venas, que están blandas (las venas tienen pocas fibras musculares), y no tiene que volver hacia abajo. Tiene que subir. Así pues, hay válvulas con nido de paloma que hacen imposible el retorno. Los desechos deben ser eliminados. La toxina debe ser eliminada. No hay músculos, la vena es pasiva y es precisamente su forma lo que permite que no haya vuelta atrás. No son músculos como en el hombre, pero la estructura misma de la vena –de lo femenino– es lo que impide el retorno.

La vivencia biológica conflictiva

«ES NECESARIO QUE VUELVA A SUBIR Y ELIMINE LA SANGRE SUCIA, EL POSO, LOS PROBLEMAS».

«Es necesaria una limpieza, clarificar la situación».
«Necesito clarificar ciertas cosas, necesito eliminar los problemas».
Es el equivalente al colon, pero vivido en cardiovascular.
«Quiero eliminar los desechos y retirar los problemas que hay en mi cuerpo».

Desvalorización: «No soy capaz de asumir algo, de reponerme, de llevar mi propia carga».

. . .

«NO PUEDO VOLVER A MI CASA, AL CORAZÓN, AL CENTRO DEL TERRITORIO».
«Querría que mi madre entrase en casa, querría que lo femenino entrase en el hogar».

Piernas pesadas:

«Arrastro una carga demasiado pesada».

Cuando un hombre tiene un problema de venas, es posible que lo viva como siendo la parte femenina de la pareja. Su vivencia puede ser **desamparo**.

. . .

La **LOCALIZACIÓN** de las varices es importante.

Varices rectales:

«Quiero retirar de mi identidad todo lo que tiene de sucia».

«Rechazo el placer de ser yo mismo».

Varices en los brazos:

«Quiero eliminar los desechos en una situación en la que utilizo mis brazos»; «Estoy harto,[6] es demasiado pesado para encargarme de ello».

Piernas:

Tener que eliminar en un contexto de desplazamiento.

Maléolos:

«Arrastro el grillete».

Conflicto de dirección, «Me resulta imposible escoger (como para las suprarrenales)».

. . .

Retorno venoso insuficiente:

«No puedo o no quiero volver a mi casa».

«No puedo o no quiero dejar entrar a alguien en mi casa».

---

6. El autor juega con la expresión «estoy harto», que en francés se traduce por *j'en ai plein les bras*, literalmente, «tengo los brazos llenos». *(N. de la T.)*

...

Flebitis con coágulo, trombos o tromboflebitis:
Inflamación de la vena y coágulo.
La flebitis se acompaña, a menudo, de un coágulo que tapona la vena.
Hay un conglomerado de plaquetas, una coagulación.
«Pongo más plaquetas con la finalidad de ensamblar los vínculos de sangre».
«Me falta cohesión familiar».
Desgarramiento, hemorragia.
Problemas en los vínculos de sangre, la cohesión familiar.

...

Púrpura:
La púrpura viene de un problema de coagulación. Así, los hombres, las mujeres desarrollan petequias (esto «peta» por todas partes). Esta enfermedad, a menudo, está acompañada de un descenso de plaquetas.
Estamos en un conflicto con el continente. El conflicto es: «¿A quién no puedo contener o retener?». Y, a menudo, está en los vínculos de sangre.

...

Vena y arteria ilíacas:
La arteria ilíaca izquierda aplasta la vena ilíaca. Hay un problema de circulación debido al hecho de que la arteria comprime la vena y la sangre no puede subir. Es un

síndrome particular y podemos preguntarnos: «¿Quién aplasta a quién?».

Lo masculino aplasta lo femenino. Hay que rechazar lo negativo y ocuparse de lo positivo, de lo que es bueno para uno mismo.

Punto pedagógico: La enfermedad da más tiempo, es un salvavidas

A la altura de la arteria femoral izquierda, en la fosa ilíaca, anatómicamente una arteria pasa por encima de una vena y la aplasta. El problema viene del exterior de la vena y el movimiento es aplastar.

El **sentido biológico** está en la descodificación de la sangre venosa que transporta las impurezas.

«Hay demasiados desechos, demasiada preocupación, demasiados problemas».

Ejemplo: La señora X quiere evitar sus problemas, ya no quiere más. Normalmente, la sangre venosa sube hacia el corazón, pero, aquí, la arteria la presiona. Así, toda esta sangre sucia, todos los problemas, se quedan debajo, son rechazados.

«No quiero ocuparme de esto, **quiero rechazar** todo esto. No quiero llevar al corazón toda esta suciedad».

Por supuesto, a cierto nivel, no es una buena solución. Esto es verdad para todas las enfermedades y, a otro nivel, **es la solución adaptada simbólicamente al problema real** de la persona. El objetivo es ganar un poco de tiempo. Es como un salvavidas en alta mar: ¡permite ganar tiempo, pero no podemos pasarnos toda la vida en alta mar con un salvavidas! La enfermedad es una oportunidad añadida de supervivencia, de adaptación, una prórroga más.

Ahora, ¿qué pasa si una persona permanece toda su vida en su salvavidas? Que ya no está en la búsqueda, sino dentro del problema. ¿Te puedes imaginar en la calle, en el metro, en las pistas de baile o en la piscina o en las tiendas a alguien que se pasee con un salvavidas alrededor de su cintura? Así pues, entiende que **la solución de un momento puede convertirse en un problema en otro momento**.

Éste es el método que concibo en todas las patologías. Se trata, después y en terapia, de encontrar de qué fueron la solución.

El segundo problema viene del hecho de que, precisamente, el conflicto es imaginario, simbólico. Puede tratarse, en nuestro ejemplo, de residuos **del otro** que no quiero eliminar. Pero, puesto que para nuestra biología lo virtual no existe y lo toma todo por real, la biología produce la solución de adaptación real, concreta, es decir, una enfermedad, para solucionar un problema virtual.

Esto es verdad tanto para los problemas físicos como para los problemas de comportamiento. En la mayoría de los casos, las dificultades, las preocupaciones, los problemas que queremos tratar, resolver, en tanto adultos, han sido soluciones cuando éramos niños. Soluciones de adaptación. El salvavidas era perfecto aquel día, en aquel preciso instante. Pero no después. Ser anoréxico durante de una comida envenenada puede salvarte la vida, serlo durante meses, años, puede ponerte en peligro de muerte.

Síntomas

La **úlcera varicosa** sólo ataca a las venas.

La **trombosis** no tiene relación con la vena, sino con la sangre. Es un coágulo, una coagulación, y la **flebitis** es una inflamación de la vena. Cuando nos encontramos ante una flebitis, no siempre vemos la presencia de coágulo; así pues, hay flebitis con coágulos (tromboflebitis) y flebitis sin coágulos.

La **variz** es una dilatación de la vena mientras que la flebitis es una inflamación, una vena a menudo obstruida.

Dilatación, varices.

En el primer conflicto, pocas manifestaciones.

Necrosis de la íntima.

Según la coloración del conflicto, la localización de las varices variará.

A veces la flebitis es la curación de la pared venosa dañada. El resultado es una dilatación de la vena. Sólo cuando hay recidiva del conflicto esas venas dilatadas se pueden volver varicosas.

Inflamación: las válvulas ya no se cierran, están bloqueadas. Si esto dura mucho tiempo llegan las varices.

Varices esofágicas.

Paraflebitis.

Calambres.

Estenosis.

Tromboflebitis queloide vascular.

Sentido biológico

En la doble entrada biológica, la vena es el equivalente al colon (conflicto de suciedad), a la dermis (conflicto de deshonra), pero el conflicto es vivido a nivel vascular, en esta realidad de transmisión de la vida, de los intercambios, de comunicación y en los vínculos de sangre: necesidad de clarificar las cosas, de eliminar el salvavidas, de deshacerse de las impurezas. Es la función de la vena. Va a dilatarse para eliminar todos esos desechos.

Ejemplo

Complejo estético: «Quiero eliminar la fealdad de mis piernas».

Un enfermo está obligado a guardar cama: «**Me pesa** quedarme aquí».

«Tengo la impresión de tener un **peso en los brazos**» puede estar seguido de varices o de flebitis en el brazo.

Una mujer violada **se queda** embarazada y aborta. Le salen varices porque se ha quitado un peso de encima.

El señor X dice: «He **amargado** a mi familia yendo a la cárcel»: varices.

Punto pedagógico: ¡Sólo se reconoce aquello que se conoce!
«Es duro aguantar a mi marido, nunca está contento, siempre lo ve todo negro: siempre tengo que levantarle el ánimos: son las venas las que vuelven a subir las cosas sucias.

Esta mujer ha tenido una infancia feliz: sus padres se llevaban muy bien. Al casarse pensaba encontrar un hogar muy unido, hay un conflicto entre su marido y su padre: es el primer conflicto y la primera paraflebitis cuando **el padre se va**. Después surge un conflicto entre sus dos hijos: aparece la segunda paraflebitis. «Siempre quiero eliminar los problemas», dice.

En este ejemplo, es apasionante para mí darme cuenta de que en la época de esta consulta, sólo he oído lo que conocía: «¡sólo se reconoce aquello que se conoce!». Conocía la siguiente descodificación de las venas: «eliminar los problemas», pero no la segunda: «regreso a la casa». Sin embargo, esta persona me lo expresa muy claramente, pero yo soy incapaz de oírlo. Éste es el objetivo de compartir todo, cualquier enseñanza, el objetivo de esta colección de libros: ampliar nuestra escucha a las múltiples posibilidades y justificar el porqué.

«Trazo los caminos de regreso para que alguien vuelva a casa».

Un día, un amigo me llama por teléfono y me cuenta: «En estos momentos, tengo un grave problema de venas. En tu opinión, ¿de qué me puede venir?». Le propongo una posible descodificación: «Tengo un montón de preocupaciones, muchas cosas para hacer que se me acumulan». Él me dice: «Sí, es verdad». Es el director de su empresa y, desde hace años, está inmerso en múltiples preocupaciones. Es preciso que elimine todas esas preocupaciones, pero siempre aparecen nuevas. Aunque su problema de venas ha aparecido hace un mes y sus preocupaciones existen desde hace años. Y no se han añadido preocupaciones desde hace un mes. Esto no se corresponde cronológicamente. Entonces, le hago una descodificación más simbólica: «Trazo los caminos de regreso para que alguien **vuelva** a casa, pero es en **vano**». Y le propongo la siguiente metáfora: «Estoy en casa y alguien que quiero está en la nieve, afuera, en la montaña. Entonces, como el camino está nevado, trazo el camino para que pueda llegar y pueda acogerlo en casa». Al otro lado del teléfono, mi amigo se echó a reír y me dijo lo siguiente: «Mi novia se ha ido. Se ha mudado a otra casa. No quiere volver a mi casa. Y yo le abro mi corazón, mis brazos, mi cama. Tengo realmente ganas de que vuelva a casa». Es exactamente lo que vivía emocionalmente. Recorre el camino, aparta las basuras, retira el coche de la entrada para que ella pueda llegar a su casa, a su corazón, a su espacio interior, a su casa. **¡Y hacía exactamente un mes que había pasado este problema!** Algunos lo viven a nivel simbólico, él lo vivía a nivel real y luego a nivel orgánico.

Punto pedagógico: Tres niveles de experiencia

El cuerpo reacciona a toda información, sea real o no. Descodifica todo lo que le llega. He aquí los tres planos de organización de la experiencia:

Nivel real = el señor X hace *footing*, pide a sus piernas y a sus músculos producir desechos que serán eliminados gracias a los capilares y a las venas. En consecuencia, sus venas se dilatan para llevar el excedente de impurezas hacia el corazón y los pulmones y, así, poder purificarse.

Nivel irracional = un hombre está obligado a ocuparse de la herencia tras el fallecimiento de su padre; dice que quiere eliminar toda la «suciedad» familiar, todo el barro del que se quiere deshacer.

Nivel simbólico = el corazón es el territorio central, el hogar; es como el fuego, la chimenea, el calor. Las venas son el regreso hacia el territorio, hacia el hogar, la casa: «No puedo regresar a casa».

Anticuario

La señora X tiene dolores en la fosa poplítea. «Se trata de problemas vasculares», dice el médico. Estamos en presencia del conflicto del grillete, de la suciedad a sobrellevar. ¿Cuál es el conflicto?

Su hijo de 25 años vive en su casa, es anticuario, vacía altillos y pone «sus basuras» en el jardín, el garaje y el salón. Su casa es un bazar permanente y está sucia. Quiere que se lleve todo eso a otra parte, todas esas porquerías. Después, ella se va de vacaciones y, justo antes de su regreso, su hijo la llama por teléfono: «No vuelvas enseguida, no he limpiado bien la casa» y esto es el *shock* para ella.

Nos caemos, es difícil levantarse – *cae*

La señora X tiene problemas venosos y las piernas pesadas. Permanentemente, ordena el desorden que crean su marido y su hijo en casa. Es aquí donde se activa regularmente su conflicto.

Su conflicto programado viene de la infancia: su madre trabaja fuera de casa (casa = corazón; venas = regreso al corazón, a la casa). «Estoy sola, ¡quiero que vuelva a casa!». Tiene problemas en las venas de la pantorrilla izquierda (vinculada a la relación madre/hijo). También tiene problemas en la pantorrilla derecha: su marido no es serio y tiene problemas de dinero: «¡Nos caemos, es difícil levantarse!», problemas para hacer fluir la sangre sucia hacia el corazón, los pulmones, con el propósito de oxigenarla.

Piernas pesadas

La señora X siempre ha tenido la impresión de tener las piernas insensibles. Cuando tenía 27 años, embarazada de 3 meses, se da cuenta de que su marido es posesivo y difícil. Se hunde en la depresión, pierde el proyecto de un futuro feliz con él, en familia. ¡Está muerto! Es como un derrumbamiento, una devastación y su vivencia afecta al riñón, que conserva el agua en el cuerpo. Y sus piernas se vuelven muy pesadas.

En paralelo, cree que no será capaz de ocuparse de su hijo durante los primeros años de su vida, quiere evitarle las preocupaciones: desde ese momento, aparecen varices pequeñas.

Punto pedagógico: Psicológico o biológico

El señor X tiene problemas venosos, dolores en la pantorrilla derecha desde la muerte de su padre. Vemos en los libros de psicología que una enfermedad puede aparecer después de un fallecimiento. Pero, ¿cuál es **exactamente** el problema: acontecimiento y vivencia? Tiene ocho hermanos y hermanas y es él quien se ocupa de todo: la herencia, el seguro de vida, todos los papeles. Dice: «¡Todo esto es fango! Sí, realmente, removía el fango todo el día». Y hacía falta que clarificase todas estas cosas. Es el único que está al corriente de todos los papeles, eso le pesa, tiene que «solucionarlo», su madre está sobrepasada, todo el mundo se apoya en él: tiene problemas venosos (flebitis). «Quiero limpiar el fango desde el fondo».

Pegada a los talones

La señora X sigue una psicoterapia. Pasa a vagotonía el siguiente conflicto: su familia la envenenaba; ya no soportaba a su familia. En terapia, elimina todas sus preocupaciones familiares, está encantada de eliminar todo ese «follón» y se encuentra con un trombo, con un coágulo. Metafóricamente, toda la familia está siendo eliminada, desde el **pie** hacia el corazón. Dice: «Estoy eliminando a toda esta familia ¡que tengo pegada a los talones!». Y su cuerpo está, exactamente, pasando por ello y manifestando eso. Está en vagotonía, pero, al mismo tiempo, en peligro. Por lo tanto, el médico le ha recetado anticoagulantes. La señora X ha tomado conciencia de lo que acabas de leer y enseguida ha ido a ver a su médico. Algún tiempo después, vuelve a verme y me dice: «El médico está agradablemente sorprendido. El coágulo se ha volatilizado. Nunca ha visto una cosa así». Sin embargo, todavía tiene que continuar con su tratamiento.

Punto pedagógico: Descodificación transgeneracional de las enfermedades

Algunas enfermedades están originadas por una historia, un drama, un conflicto transgeneracional, es decir, que ha tenido lugar antes de la concepción del paciente. Esto ha podido transcurrir dos, tres, cuatro o más generaciones antes.

Ejemplo: a un abuelo, durante la guerra, le estalló, literalmente, una mina cuando tenía 38 años. El nieto, a la misma edad, padece una trombosis en la pierna, allí donde le afectó la explosión, seguida de una hemorragia. Esto se parece a una solución que atraviesa las generaciones.

Ilustración: una paciente, a los 42 años, se encuentra en reanimación con una cámara hiperbárica. Nadie entiende por qué. Tiene una insuficiencia respiratoria y, sin embargo, es deportista. A no ser porque la abuela, a la misma edad de 42 años, mes más, mes menos, fue confinada en campos de concentración alemanes. Muere gaseada. Exactamente a la misma edad, esta paciente le da oxígeno a su abuela. Desarrolla su desencadenamiento del conflicto, pero hay una memoria en ella que dará oxígeno a su abuela, oxígeno que la hubiera salvado.

Flebitis en los brazos

La señora X le dice a su padre: «Me ha faltado tu protección. No he podido confiar en ti para que me defendieras de ese primo que me acosaba». Habla libremente de ello. De esta manera, descubren una cierta forma de cohesión en esta familia, en los lazos familiares, en los lazos de sangre. **Se abrazan.** ¿Hay una relación de causa efecto entre este gesto y la flebitis? Tal vez.

Punto pedagógico: La información puede ser dinamita
Es muy importante caminar a la velocidad del otro
cuando se quiere viajar juntos.

Toda información puede ser dinamita, tanto en descodificación biológica como en otros ámbitos. De esta manera, personas que han seguido una formación o un cursillo pueden tener acceso a información de calidad… que, sin embargo, no sirve para nada. La cuestión es saber ¿qué va a hacer el paciente con ella, cómo puede utilizarla de manera útil y productiva y, sobre todo, para aproximarse a su objetivo? Esto es lo importante.

Poner a alguien delante de su conflicto, de sus historias emocionales, de sus heridas, a veces puede, realmente, causar estragos. Esto es lo que me hace dudar cuando me preguntan cuál es el conflicto de tal o cual enfermedad. Como puedes ver en esta colección, uso mucho «**tal vez**», y eso en cada libro. Porque lo pienso realmente, en lo más profundo de mí: tengo la certeza de que no hay ninguna certeza externa al paciente. La descodificación biológica general de las enfermedades de piel es separación, pero algunas veces puede ser otra cosa. Porque hay decenas de enfermedades de piel y cada enfermedad es particular. Además, es necesario estar realmente a la escucha del otro ya que dos pacientes con la misma enfermedad tienen historias diferentes y, a decir verdad, absolutamente únicas. Así pues, el psicobioterapeuta puede, desgraciadamente, crear un *shock* en un paciente, un conflicto de diagnóstico, imponiéndole su punto de vista.

Piernas pesadas

La señora X expone lo siguiente: «Mis padres me han condicionado, han **arruinado** una parte de mi vida. Realmente, **han echado a perder** mi existencia; me siento como una palomita de maíz, algo que ha explotado tanto que no se sabe a qué se parece, hasta tal punto ha perdido su **forma**; ya no hay nada homogéneo, me siento **desestructurada**; he perdido todos mis **puntos de referencia**».

Conflicto de las venas y de los riñones (pérdida de puntos de referencia).

Hematoma

El señor X explica: «He tenido un hematoma muy importante descodificado por J.-J. Lagardet. Mi hija se hace mayor, se ha convertido en una adolescente. Y, racionalmente, me digo que salir para divertirse está bien, es normal, tiene 16 años. Pero emocionalmente, en mi otro cerebro, desconectado de la razón, es: «quiero contenerla, quiero retenerla». «Voy a mi clase de yudo, me dan un golpe en el pie. Y soy yo quien ha provocado este golpe, no el otro. No soy la víctima. Tengo al contrincante frente a mí, cometo un error técnico –lo bloqueo en el suelo– y después intento empujarlo. Cuando tenía que haber hecho a la inversa, primero empujarlo y después bloquearlo. Pero yo, yo estoy en mi conflicto: quiero estabilizar al otro –mi hija–. La estabilizo, y luego, de acuerdo, puedes irte y yo empujo. Mis vasos sanguíneos han explotado. He dejado las clases de yudo durante dos meses, tenía el pie enorme. Hasta el momento en que J.-J. Lagardet me ha dicho que era el continente: "No puedes contener, retener a tu hija". Entonces, los vasos sanguíneos, en ese momento, son inútiles, ineficaces. Me desvalorizo y los vasos dejan pasar la sangre. No puedo contener los lazos de sangre, es decir, a mi hija».

Punto pedagógico: Matiz en la vivencia
¿Pero qué hace que la patología sea una patología de los continentes vasculares y no de los nervios? «Doy la orden de no ir y me imponen ir», tal vez vivido de manera neurológica.

Creo que es así porque en las programaciones hay una historia en relación con los que contienen los lazos de sangre: **«Quiero contenerla»**. El terapeuta puede traicionar la vivencia creyendo: «Quiere **retenerla, dirigirla…**». Una persona puede traducir esta vivencia en términos neuro-musculares. Pero en este caso no es en absoluto una vivencia **neuromuscular, sino más bien vascular: «Contenerla, conservarla»**.

Una de las explicaciones de esta situación es encontrar el conflicto programado y quizás también el conflicto estructurado. En este ejemplo, el paciente dice: «Cuando tenía 11 años, por primera vez, mi madre se va a trabajar y yo me digo que está bien, que es normal, ella tiene ganas, quiere asegurarse su autonomía, tener más dinero, estar con gente, pero, al mismo tiempo, no quiero que se vaya de casa. Quiero contenerla».

El hematoma afecta al pie derecho porque es el deseo que está impedido (lado derecho = deseo, proyecto, impedido).

Punto pedagógico: ¿Dónde está el sentido biológico: síntoma directo o indirecto?

¡¡¡CUIDADO!!!

El significado de la disminución brusca de las plaquetas puede ser: «No quiero que haya lazos de sangre, familiares». Posteriormente, se produce un hematoma. Es la **consecuencia desafortunada** de esta disminución de plaquetas. En este caso, el síntoma directo, en el que se incluye el sentido biológico, se encuentra en la disminución de plaquetas. El síntoma indirecto, por su parte, no tiene ningún sentido biológico, no tiene ningún interés, es el hematoma. La biología no quiere que haya hematoma. Quiere, simplemente, que no haya más plaquetas para que no haya más coagulación en los lazos de sangre.

En otros casos, el sentido biológico estará en el hematoma. El hematoma será el síntoma directo, directamente afectado por el sentido biológico. Por ejemplo, quiero poner una pantalla entre el exterior y yo; y el hematoma me protege, hace de pantalla entre ese exterior y yo. En algunos casos, hará falta provocar la disminución brusca de las plaquetas para tener ese beneficio que es la presencia del hematoma. En nuestra escucha terapéutica, nunca sabemos de antemano si el síntoma contiene el sentido biológico o no. ¿Es directo o indirecto?

Otro ejemplo: El señor X padece dolor en los huesos debido a una desvalorización que afecta a su cartílago y su esqueleto. El sentido biológico está en la pérdida del tejido óseo y la consecuencia desafortunada, el síntoma indirecto, en cierta manera accidental, es el dolor que le sigue. Otra persona tendrá dolor en los huesos porque ha vivido un **sufrimiento** moral enorme. El sufrimiento moral se manifestará en forma de dolor físico. Por lo tanto, en el segundo caso, descodificaremos el dolor y buscaremos el conflicto de sufrimiento moral mientras que en el primer caso esa vivencia no existirá.

Primera descodificación biológica: «**No es necesario que haya lazos**». Por ello, trabajamos con las **plaquetas**.

Segunda descodificación biológica, más simbólica: «**Creo un mantel de sangre con el objetivo de protegerme de los demás por mis lazos de sangre**». J.-J. Lagardet, con respecto al hematoma, propone la descodificación siguiente: «Me protejo de la relación y de los demás poniendo sangre. Desarrollo un hematoma no porque haya tenido una disminución de plaquetas o porque no quiera que haya lazos; desarrollo un hematoma **para estar protegido del exterior**». La intención no está exactamente al mismo nivel, en el mismo momento. Aquí es más psicológica.

Alguien sufre una parálisis porque le obligan a ir allí donde no quiere ir. Es la descodificación biológica: «Me dicen que vaya a algún sitio y no quiero ir. Estoy paralizado». Descodificación más psicológica: estoy paralizado, y así no me impondrán ir aquí o allá. Son dos puertas de entrada diferentes. Estoy a favor de la primera y, eventualmente, de la segunda: «Creas una protección con tus lazos de sangre». Como aquella persona que desarrolla grasa en el vientre para crear como un airbag relacional; o en los muslos o en las nalgas para no ser «manoseado» sexualmente. **«Me protejo como si mis lazos de sangre, familiares, me protegieran del mundo exterior, para que no me hieran».**

La sangre me protege del mundo exterior, de la agresión. Es como si mis problemas familiares hicieran pantalla para que el mundo exterior no me lastime. «Pongo eso en primer lugar, mi familia es importante; mi familia me protege». O: «Me gustaría que mi familia me protegiera de las agresiones exteriores». «Pongo estos lazos de sangre entre el mundo exterior y yo».

Pies de plomo

La señora X dice que va donde no quiere ir con pies de plomo, como si tuviera grilletes en los pies. Aquí se trata de expresiones que califican una experiencia biológica venosa. Pero, en este ejemplo, nos falta información para comprender por qué afecta a las venas. Aunque en su actividad haya intercambios: trabaja en recursos humanos.

VASOS CAPILARES

FISIOLOGÍA

Los capilares son finos como un cabello

Los capilares sólo tienen una capa de células, la íntima. El corazón es visible, muy grande. Luego nos encontramos la arteria. A continuación la arteriola, mucho más pequeña. Y llegamos a los capilares. Son muy finos y pueden tener un diámetro de 1/100 milímetros. Si pudiéramos extender los capilares, su superficie sería de varios metros cuadrados.

Los vasos capilares están presentes en casi todo el cuerpo. Están ausentes en el cartílago, la epidermis y la córnea. Estos tres tejidos se nutren por difusión.

En algunos lugares, los capilares son más pequeños que un glóbulo rojo, que ni siquiera puede entrar en su interior; éste es el caso, por ejemplo, de los capilares del oído interno. Los capilares son minúsculos, microscópicos para permitir intercambios con los líquidos en los que se bañan las células del cuerpo. Es la sede del intercambio nutritivo y respiratorio.

Los capilares: el punto de intercambio

Ciertamente, con los vasos capilares estamos en el detalle. Los capilares son el punto intermedio entre la red arterial y la red venosa. El punto de intercambio con el mundo celular. Los políticos se encuentran más bien en una sensibilidad de arterias: dan las órdenes, hacen las leyes. Luego, está el maestro en su escuela que recibe la circular ministerial —«*Hay que poner en su sitio esto o aquello*»—. Él es el capilar. Está en contacto con el alumno a fin de llevarle el oxígeno. De esta manera, tenemos el ministro, después el director, el subdirector y, finalmente, el lugar de intercambio con el alumno. Conocer bien esta psicología te permitirá comprender mejor los conflictos.

La pared de los capilares no deja pasar ni proteínas ni glóbulos rojos

Las células que constituyen la pared de los capilares se tocan, pero hay un pequeño canal entre estas células. Así, la pared de los capilares sólo deja pasar los elementos pequeños: sales minerales, azúcar, oxígeno y gas carbónico. Tanto en una dirección como en la otra. Pero las moléculas grandes no pueden pasar (los glóbulos rojos y las proteínas), mientras que el azúcar y el oxígeno son moléculas pequeñas muy sencillas. Es necesario que haya un conflicto para que puedan pasar las moléculas grandes.

Sólo una célula grande pasa libremente: el glóbulo blanco, porque se deforma, se adapta, igual que un fantasma. Es una célula que puede aplastarse, como un ratón que pasa por debajo de la puerta.

Los esfínteres regulan la sangre en los capilares

Los capilares son abundantes allí donde la actividad es intensa. Sin embargo, no hay músculos en sus paredes. Es lo que hace que, de hecho, su flujo sea regulado por esfínteres, los músculos circulares. Si tomo el ejemplo de un tubo y mis dedos cierran ese tubo, mis dedos se pueden convertir en un esfínter que aprieta ese tubo. Entonces la sangre ya no puede pasar. El esfínter puede abrirse y dejar pasar la sangre. Eso quiere decir que la red de capilares es muy importante. Y que no puede rellenarse de sangre permanentemente.

Sentido biológico

Función de los capilares: aportar lo positivo; eliminar lo negativo.

El conflicto de los capilares sigue a la función. Y la función de los capilares es la de aportar oxígeno y alimentos y recuperar los desechos. Y yo pienso que es algo frecuente querer que haya algo bueno en mi vida, para mí o para alguien más y al nivel que sea: material, afectivo, espiritual. Y, asimismo, quiero eliminar lo negativo de mi vida, todo lo que me envenena, todo el dióxido de carbono, la urea, la creatinina; todo lo que es una carga, en ese lugar de comunicación que es la realidad sanguínea.

Reencontramos la Goma y el Tintero para los capilares (en la carencia y en el exceso), que es alejar lo negativo y aportar lo positivo. O bien estoy en la Goma porque está lo negativo y son los capilares los que lo van a eliminar, o bien estoy en el Tintero, falta lo positivo y son los capilares los que serán también concernidos, permitiendo un aporte de oxígeno.

Punto pedagógico: ¡Tal vez!
Por lo que respecta a la descodificación, la comprensión, el sentido de un síntoma, actualmente, tenemos muchas fuentes, muchas hipótesis, muchas corrientes. Esta obra, la mayoría de las veces, propone varias vivencias, varias frases para una única enfermedad. Y, por supuesto, esta lista, abierta, siempre termina con tres puntos suspensivos y siempre empieza con «tal vez». Así pues, en el caso de las arterias coronarias, hay muchas páginas de vivencias, porque para una persona, tal frase le afectará y, para aquella otra, se tratará de otra frase, es decir, de otra función de esos órganos, de otra descodificación. Para los vasos capilares, algunas personas han descodificado: «alejados de casa, del corazón»; otras han descodificado: «problema de intercambio», etc.
(Continuará)

Descodificación simbólica

Hemos visto que las venas están en relación con el retorno al hogar. De una manera simbólica, el corazón está relacionado con la casa. Las arterias: «Me alejo de casa». Los capilares son lo que hay más lejos de casa. Sea más lejos, de manera geográfica, sea más lejos, de manera emocional. En cierto modo, puedo encontrarme al lado de casa, pero sentirme muy lejos.

Con los capilares existe igualmente la vivencia de una noción de intercambio relacional; «Aporto oxígeno y tomo dióxido de carbono, aporto confort; aporto información, lo positivo y dreno los problemas, lo negativo, para eliminarlos».

Ejemplo: Posicionarse en la relación de ayuda de manera excesiva.

Se completará la escucha biológica preguntándose sobre la razón de tal localización más bien que de aquella otra. ¿Cuál puede ser la utilidad? Y se buscará por qué tal mujer está estructurada biológicamente y psicológicamente de tal manera. ¿Se siente en fusión con las personas de las que se ocupa y por qué? ¿Qué sucede si no puede ayudar a alguien, qué es lo que le refleja el hecho de contener?

La vivencia biológica conflictiva

La tonalidad central es *desvalorización*.

«No puedo **contener** en mis vínculos de sangre». Es verdaderamente «contener». No son los vínculos de sangre puros como en el caso de las plaquetas y los glóbulos. Es la función de los capilares, de las venas, de las arterias, de contener la sangre.

. . .

ANGIOMA:
Los vasos capilares se encuentran en todo el cuerpo. Por esta razón, los angiomas pueden aparecer en cualquier parte: en la cara, en las nalgas, en el hígado…

Un angioma es una multiplicación de los vasos capilares. ¿Cuál es su sentido biológico? Como ya hemos dicho: llevar el oxígeno y las sales minerales y drenar las impurezas. Así pues, ¿qué hace que una persona tenga un angioma en tal parte de su cuerpo? ¿Cuál ha sido el problema del que el angioma es la solución?

Una penuria, una falta de positivo, de vida y un exceso de negativo, de muerte, de suciedad en esa parte.

ANGUSTIA POR UNA PARTE CORPORAL, A MENUDO DE LA MADRE DURANTE EL EMBARAZO.

. . .

CUPEROSIS, CAPILARES EN EL ROSTRO:
«Tengo que sacar algo de mi imagen».
Desvalorización estética + urgencia para eliminar lo negativo.

Punto pedagógico: La sangre no puede estar en todas partes al mismo tiempo. Como la conciencia

La sangre no puede estar en todas partes. Como la conciencia. Uno no puede ser consciente, a la vez, de lo que oye, de lo que ve, de la posición de su cuerpo, del sabor en la boca, de los olores. Recibimos miles de informaciones. Ponemos la conciencia en una pierna, o en otra; o en un órgano. Y, de la misma manera, la sangre no puede estar en todas partes a la vez. Por ejemplo, antes de una comida, la sangre y la conciencia están más bien en la nariz y después en la lengua. Durante la digestión, en el estómago, después en el intestino. Ya no podemos estar en el cerebro. Todos los formadores saben que después de la comida, al principio del mediodía, no se puede hacer reflexionar profundamente a los estudiantes. Es mejor hacer relajación, ejercicios, hipnosis, esto sería lo más apropiado. Por la mañana, la sangre está en el cerebro. Las personas están más bien en simpaticotonía por la mañana, y en vagotonía al empezar el mediodía. Cuando hacemos deporte, la sangre está más bien en los músculos.

Anoche, tenía mi entrenamiento de aikido y eso no tenía nada que ver con la tarde, cuando estaba contestando *mails*. En esta actividad, estaba más bien en mi cerebro, en la comunicación. No sabía dónde estaba mi cuerpo. Pero en el tatami, me convenía saber dónde estaba mi cuerpo. Y tenía calor. Mientras que, cuando trabajo demasiado delante del ordenador, tengo frío. Porque tengo menos sangre en mis músculos. Y tengo frío, físicamente. Me muevo, me voy a arreglar las plantas, y tengo calor. Mi sangre, mi conciencia llegan a mi cuerpo.

En las relaciones sexuales, ¿dónde se encuentran nuestra conciencia y nuestra sangre? Están sobre todo en los órganos genitales. Pero no sólo ahí, ya que las relaciones sexuales pueden estimular toda nuestra sensorialidad: lo que escuchamos, lo que vemos, los olores, los sabores, las sensaciones. Y durante ese momento, tenemos más bien calor. Es un momento donde todos los sentidos están abiertos, ¿no es así?

Ejemplos

Problema de capilares

La señora X no quiere que haya coagulación, juntarse con la gente. Son los capilares que dan un continente. «No quiero contener lo que pasa, no quiero contener esta relación» y es como si la paciente desagregara esto en ella misma. «No quiero dar forma a lo que pasa, destruyo el intercambio, la circulación normal con el exterior». De esta manera, la solución es que no haya más contenido. Todo esto es metafórico. ¿Cuál es la metáfora de **cada síntoma**? Ésta la pregunta del psicobioterapeuta. Esta mujer tiene, además, un problema de supresión de la prestación de desempleo. Para ella, esta prestación = una energía vital; ya no puede recibirla. Es como si no pudiera estar oxigenada. Estará obligada a dar algo para poder recibir: «Estoy obligada a dar, pero de esta manera no tengo ganas», dice.

Trastornos circulatorios en las dos piernas, en los dos muslos, hasta media pierna

La señorita X tiene trastornos circulatorios en las dos piernas, los dos muslos, hasta media pierna, así como en la cara. Sus piernas tienen un color violeta desde hace algún tiempo. Tiene problemas de capilares desde que cursaba tercero. En tercero, tiene la impresión de no gustar, de estar más gorda que su amiga. Lleva una falda corta hasta media pierna. Los chicos se burlan de ella = *shock*. Su vivencia es: desvalorización estética de la piel visible, es decir: sus dos piernas, sus medio muslos y su cara. Tiene ganas de eliminar lo superfluo, la grasa; el papel de los capilares es eliminar lo inútil.

Angioma en el tórax, a la izquierda

«Tengo miedo de que mi pequeño tenga una enfermedad cardíaca», y el niño desarrolla un angioma en el tórax, a la izquierda. Su madre había conocido a alguien que había tenido un hijo que tenía un problema cardíaco. Y, desde que está embarazada, se dice a sí misma: «Ojalá que mi pequeño no tenga una enfermedad cardíaca, una enfermedad azul[7] u otra». Y envía la solución de que se concentren más capilares localmente.

La mayoría de las enfermedades tienen soluciones lógicas y geniales para la biología, estúpidas e ilógicas para la capacidad mental.

Angioma entre los muslos

Un bebé nace con un angioma entre los muslos. Su madre, durante el embarazo, ha sido violada; por lo tanto, ese lugar hay que sobreprotegerlo, retirar lo negativo, aportar lo positivo.

Angioma en el cuello

Después del nacimiento de su primer hijo, la señora X escucha a su madre, que le dice: «¡Uf, no tiene una cabeza normal!». La señora X está muy angustiada en su segundo embarazo: «Ojalá que no tenga una cabeza anormal». Al nacer, tiene un angioma en el cuello.

---

7. El síndrome del bebé azul es el término que se utiliza para describir a los recién nacidos con lesiones cianóticas, como el tronco arterial común, la transposición de los grandes vasos, la atresia tricúspide, etc. *(N. de la T.)*

Restaurante y dinero extra

El señor X tiene un problema de capilares. Veamos lo que hay más significativo y conflictivo en su vida: tiene una hija única a la que adora. Desde su divorcio, la ve menos; su hija es estudiante. Los únicos momentos de relación que tiene con ella son cuando la lleva a un restaurante, cuando le da dinero extra, cuando le coge su ropa sucia y cuando le habla de sus preocupaciones. Por supuesto, se trata de la función de los capilares, de intercambio en los lazos de sangre con alguien lejano.

Es una historia un poco más compleja. Intervienen los esfínteres de sus capilares. Hay momentos en los que se le caen los objetos. Hay pérdida del tacto. Entonces, toma el objeto, pero tiene menos fuerza y se le cae. Tiene una afección del nervio que manda a los músculos que apriete los capilares. Para este conflicto, es la relación que tiene con su hija lo que afecta a los capilares. Como está en el proyecto, eso afecta al nervio. Y como está en la impotencia, al músculo.

Repermeabilización de los capilares de los ojos

Dilatación de los vasos sanguíneos en la retina.

Se trata de una desvalorización en los lazos de sangre.

De niño, el señor X se siente «a la sombra de su hermano mayor, brillante»; se siente desvalorizado. Durante toda su vida, podemos observar numerosos momentos de sombra con la esposa, con el hijo, con el jefe, etc.

Cuperosis, mamá

La señora X piensa que su cara se parece cada vez más a la de su madre y quiere eliminar esos rasgos de semejanza. Entonces llegan los capilares: «Quiero eliminar lo que es negativo y aportar lo positivo». Quiere dar otra imagen a su cara –la suya– y eliminar lo que se parece a su madre.

Sesión práctica: angioma de hígado

El angioma son los capilares. Uno puede tener angiomas en la cabeza, en los órganos. Pueden estar por todos lados. En el hígado: «Tengo miedo por mi hígado o por el de otro».

«...

Paciente: Hace siete años me detectaron una mancha en el hígado. En aquellos momentos sentía dolor.

Terapeuta: ¿Para ti el hígado es un órgano que hay que proteger porque puede caer enfermo más fácilmente que otros?

P: Sí.

T: ¿Pero más que los otros?

P: Es más importante.

T: ¿Más importante que el estómago?

P: Me parece que cuando hay un problema en el hígado es más grave que un problema en el estómago, u otro.

T: Un problema en el hígado no se cura tan bien. El hígado no debe enfermarse. ¿Hay que proteger tanto las otras partes del cuerpo? ¿La vejiga, los huesos, los pulmones...?

P: Por supuesto que también hay que protegerlas. Pero tengo la impresión de que se curan más fácilmente que el hígado.

T: Por lo tanto, globalmente, los órganos se curan más fácilmente que el hígado. Para ti, ¿hay otros órganos a los que les cueste tanto curarse como al hígado?

P: No tengo suficiente conocimiento.

T: No, en tu vivencia, quiero decir. No estamos en la objetividad de un libro de medicina.

P: No.

T: Entonces, lo pones fuera de tu alcance. ¿Sabes por qué no se cura tan fácilmente? ¿Qué has visto en la televisión, o alrededor de ti? ¿Qué te hace pensar que no se cura fácilmente?

P: Porque no se puede trasplantar. Se puede trasplantar un riñón, pero no un hígado. El hígado almacena porquerías.

T: Tú lo percibes así. *(Es indispensable hacer hablar a cada uno sobre el órgano, en su subjetividad, y sobre la representación mental, imaginaria, emocional que tiene de cada órgano. Creo que podríamos aprender muchas cosas).* Para ti, el hígado almacena porquerías y no se cuida tan fácilmente como los otros órganos. ¿No es así?

P: Sí.

T: ¿Te parece que ha sido siempre así o que es así desde hace poco?

P: No, desde hace mucho.

T: Es difícil de contestar, pero si quieres intentar responderme en relación a tu padre y tu madre, ¿estaban también preocupados con respecto al hígado?

P: Quizás mi madre.

T: ¿Es decir?

P: Prestaba atención a lo que comíamos. Tengo la impresión de que tenía problemas a ese nivel. Tenía cuidado de no comer grasas, etc.

T: ¿Sabes por qué razón no se debía comer demasiada grasa?

P: Mi madre decía que no digería bien cuando una comida era demasiada grasa, demasiado calórica.

T: *(He aquí una pista y, a fin de obtener más informaciones, convendría sin duda practicar un protocolo de posición perceptual, de ir en segunda posición, término PNL que quiere decir «ponerse en lugar del otro». La paciente puede ir al espacio de su madre y dejar que vengan las emociones [Bert Hellinger practica protocolos de este género que le permiten, de esta forma, acceder a un secreto de familia]. Un secreto que tendrá que ver con el hígado, porque es él quien permite digerir las grasas, no es el estómago. Es el hígado el que digiere gracias a la bilis. Aquí estamos, pues, con dos pistas, dos hilos de los que podemos tirar en la subjetividad: el hígado toma las porquerías y el hígado es difícil de curar, también hay que protegerlo. Es la función de los capilares la de aportar más lo positivo y de eliminar lo negativo. Es el sentido biológico del angioma).*

Porque el hígado, en tu representación, está lleno de porquerías que hay que eliminar. Toda creencia es tan antigua como la vivencia que la acompaña. Este síntoma no te causa ningún problema, el tratamiento concierne a la medicina y es indispensable hacer lo que pide: por otra parte, en psicobioterapia, la primera pregunta que debemos hacernos es: «¿Tienes o no la necesidad de encontrar ese angioma, en la medida en que no supone ningún problema?» *(No es necesario, indispensable, vital, hacer una descodificación de cada síntoma, pero esto puede ser útil por otra razón que es conocerse y llevar a la conciencia los elementos que nos pesan y nos limitan; esto permite, por supuesto, liberar nuestro espíritu y nos hace más disponibles y nos pone más en relación con el mundo, de manera directa y no a través de pantallas).* Pero es el paciente, eres tú quien escoge.

P: Tengo que decir que me **molesta** mucho cuando mis nietos comen cualquier cosa.

T: Por esto pienso que no es necesariamente inútil tomarse su tiempo, hacer una sesión y hurgar a partir de esta historia, todo lo que puede tener impacto en tu cuerpo, en tu comportamiento de cara a tus nietos y de cara a tu alimentación. ...».

※

DIVERSOS

SOFOCOS

Los sofocos se producen por un flujo de sangre en ciertos capilares.

La vivencia biológica conflictiva

La tonalidad central es *social*.

Los sofocos me **INDICAN** que algo pasa en mi entorno. Es una señal de alerta.
En cuanto tengas un sofoco, busca lo que ha pasado *precisamente* en los minutos precedentes. ¿Qué emoción inadvertida surgió? ¿A raíz de qué suceso?

«ME FALTA CALOR, AMOR».
«Va a suceder algo glacial, por eso me preparo con antelación con los sofocos».
«No soy capaz de calentarme».
«Necesito a los demás».
«El frío me resulta insoportable; frío = ausencia, indiferencia, muerte...».

Ejemplo

Sofocos e intercambio con el exterior

La señora X dice: «He tenido dos *shock*, en 2002 y, a partir de entonces, he dejado de tener la menstruación y los sofocos han empezado. No era la menopausia. Tenía 42 años. Y ahora me doy cuenta de que los sofocos son un aviso: me avisan de algo. Es como si los sofocos fueran clarividentes. Si, por ejemplo, alguien se acerca, y yo no me doy cuenta porque estoy ocupada, instantáneamente, me digo que pasa algo en mi entorno. Efectivamente, ya sea un coche que llega, ya sea gente que viene a buscar algo. Gracias a los sofocos, estoy informada sobre lo que pasa a mi alrededor, y me doy cuenta muy a menudo de que, efectivamente, pasa algo».

¿Desde cuándo? Desde que su hijo le ha anunciado por teléfono, brutalmente, el fallecimiento de su propia madre: no se lo esperaba. Rechaza esta muerte, este vacío, este frío.

Punto pedagógico: En el momento del bio-shock, no somos conscientes de nuestra emoción concreta

Se percibe algo en mi interior antes de que yo lo sepa. Se trata del famoso «eso es» del que habla Walter Georg Groddeck en su obra: *Le livre du ça.*[8]

Es muy importante saber que esto es así en todos los conflictos: no soy yo quien, por ejemplo, me desvalorizo; sino **«eso es lo que se desvaloriza en mí»**. En el momento del bio-shock, no podemos ser conscientes de la emoción específica, ya sea pérdida, separación, agresión, magulla-

---

8. *Le livre du ça*, editorial Gallimard.

dura, expoliación, sentimiento de ser reprendido. **Así nos sentimos**. Después, en terapia, evocando esto, se convierte en la vivencia, es decir: «sentir de nuevo».

Antes de nada, esto se siente en mi interior; esto vive en mí como: afectado, separado, abandonado. Esto está en mí. Pero nunca soy yo quien decide sentir lo que siento. Esto se vive como una adaptación inconsciente al entorno, luego esto hará aflorar el síntoma.

Por esta razón, lees en este libro: «eso es…».

SÍNCOPE VASOVAGAL = CARDIOMODERACIÓN

Sentido biológico

Algunas personas, después de cortarse y ver brotar la sangre, desarrollan un síncope vasovagal. Es la reacción adaptada a una pérdida de flujo sanguíneo. Hay que evitar esta hemorragia. El síncope vasovagal es una cardiomoderación: el cerebro está menos irrigado, o sea, en peligro. La solución adaptada es una vasoconstricción. De esta forma, se pierde menos sangre, esto se acompaña de hipotensión arterial.

Este síncope vasovagal puede estar relacionado con el **miedo a la sangre**. Alguien que sufre una transfusión de sangre, tiene mucho miedo, o también alguien que se hace una herida o que ve una escena sangrienta en el cine. El objetivo es contener la sangre, la forma, almacenar la sangre para no morir.

Detrás de todo esto, a menudo, hay un miedo a la muerte. Y si, por otra parte, el paciente vive su *shock* de manera digestiva, con vivencias tales como «No puedo aceptar», «No puedo digerir la situación», en esta conjunción de vivencias pueden añadirse náuseas.

Sesión práctica: síncope vasovagal

«…

La señora L explica: «Padezco síncope vagal».

Terapeuta: ¿Cuándo ha sido la última vez que ha sucedido?

Paciente: Era un sitio con máquinas. Era un bar. Pero la primera vez que me pasó, estaba en una sala de cuidados intensivos, en el hospital. Fue allí la primera vez y me acuerdo de esas máquinas y de la muerte que estaba al lado. No era realmente peligroso, pero es lo que pasó allí, lo que fue grave para mí. Después, las otras veces, estoy en un bar bebiendo una copa con un amigo o amiga.

T: ¿Qué pasa con ese amigo o esa amiga?

P: Estoy de pie. Y siento un acúfeno.

T: ¿Y antes de ese acúfeno? ¿Hay máquinas a tu alrededor?

P: ¡Ah! Sí. Desde luego hay ruido, máquinas de café, música.

T: ¿Qué te produce ese ruido, esa música?

P: Es demasiado…

T: ¿Qué quiere decir «demasiado»?

P: Demasiado de todo.

T: ¿Demasiados movimientos, ruido, música, demasiadas informaciones visuales, táctiles, auditivas?

P: Hay muchos camareros que van y vienen.

T: Sin pensar, ¿a qué te recuerda que haya gente que va y viene?

P: No lo sé.

T: La primera vez donde tuviste ese síncope vagal, en el hospital, en ese lugar de reanimación, ¿había movimiento de gente?

P: No, no había mucho movimiento. Sólo el ruido de las **máquinas**. Sin embargo, había una persona que se precipitaba.

T: ¿Qué sensación te producía que esa persona se precipitara?

P: ¡Está en urgencias y es grave!

T: Estás de pie y hay alguien que se precipita.

P: Y hay sangre.

…».

La paciente, a lo largo de la conversación, siente como le sube el calor. El terapeuta busca el hilo conductor que está presente en el momento del conflicto programado y que basta para volver a desencadenar el síncope vagal cuando está presente, exactamente igual como al principio de la alergia. El hilo conductor puede ser el ruido, la agitación, la sangre, las máquinas o estar de pie. Puede haber uno, dos, tres o cuatro puntos de partida que es preciso que estén presentes para volver a desencadenar la vivencia y después el síntoma. Por lo tanto, cada vez que la paciente se encuentra en una situación donde uno, dos, tres puntos de partida están presentes en el momento del shock *se manifiestan de nuevo, el síntoma aparece, es decir, la solución de adaptación, el síncope vagal.*

✳

185

HEMORRAGIAS

La vivencia biológica conflictiva

«QUIERO COLOCAR FUERA DE MÍ A LA FAMILIA O A ALGUIEN DE LA FAMILIA, INCLUSO A MÍ MISMO FUERA DE LA FAMILIA».
Simbólicamente, la familia de sangre está en el contenido vascular: arterias, venas capilares. A veces, la familia nos molesta y queremos ponerla en el exterior: hemorragias espontáneas, hematomas, petequias, púrpuras.

La localización ofrece una valiosa información sobre la subtonalidad conflictiva que le acompaña.

La sangre = unidad familiar para vivir en seguridad.

✳

HEMORRAGIA NASAL O EPISTAXIS

La vivencia biológica conflictiva

Cuando un paciente sangra por la nariz, enseguida está en contacto olfativo, visual y por sus mucosas, con la sangre, con su familia simbólica, su clan.

En la búsqueda del sentido biológico, podemos hacernos la pregunta:

¿Necesita estar más en contacto con esta familia o, por el contrario, necesita echarla al exterior?

«Tengo miedo a la muerte, a la mía, a la de una persona cercana o a la de un animal».

«Ver la sangre viva, oxigenada me tranquiliza».

Conflicto de olor nauseabundo, de gran angustia.

Ejemplos

Un niño de 12 años tenía hemorragias nasales que le obligaban a ir al hospital. Este niño ocupaba un lugar muy especial en la familia; había nacido algunos días después de la muerte de su primo. Este suceso fue tan traumático para toda la familia que su nacimiento pasó a segundo plano. La abuela lo llamaba con el nombre de su primo muerto. La familia olvidaba su cumpleaños porque estaba asociado a una fecha de muerte, de traumatismo, de *shock*. Las hemorragias de la nariz aparecen en su vida cada vez que se siente **excluido**. Y el trabajo terapéutico consistirá en rehabilitarle en el seno de su familia.

La señora X explica: «Tengo la impresión de ir directa a la pared». Desde esa toma de conciencia, la hemorragia de la nariz se para inmediatamente.

✳

EMBOLIAS

Fisiología de la embolia pulmonar y de la embolia arterial
La embolia se produce por la presencia de un émbolo que tapona un tubo del cuerpo. Este émbolo puede ser una placa de grasa o incluso una burbuja de aire o incluso un coágulo de sangre. Cuando esta placa tapona la arteria pulmonar, se denomina embolia pulmonar.

La vivencia biológica conflictiva

Embolia pulmonar:
Conflicto de frustración afectiva.
«Deseo filtrar los problemas, deseo pureza, fluidez, pero me siento envenenado, ensuciado».

Embolia arterial:
Conflicto de territorio.

El trombo es un cúmulo de sangre aglutinada –el émbolo– que representa todos los lazos de sangre. Cuando hay un cúmulo de plaquetas, un cúmulo de sangre, es toda la familia la que está ahí. Pero la familia está en las arterias, ha migrado.

✳

ENFERMEDAD O SÍNDROME DE RAYNAUD

Se trata de una vasoconstricción de las pequeñas arterias y de los capilares, es decir, de los vasos que llevan la sangre oxigenada. Por lo tanto, las manos y los pies se enfrían, se vuelven violetas o blancos.

Puede producirse una isquemia porque pasa menos sangre, porque los tejidos están menos irrigados.

La vivencia biológica conflictiva

La tonalidad central es *desvalorización*.

«Quiero retener al muerto (o la muerta) por las manos para que él (o ella) no se vaya hacia la muerte».

«Me desvalorizo por no poder tocar, retener, tomar, atrapar».
«No soy capaz de hacer nada».
La muerte es vivida-sentida de manera glacial.

«No transmito la información destinada a hacer circular la sangre oxigenada; no puedo ser competitivo, eficaz».
«No he podido mantener la sangre fría».

En la enfermedad de Raynaud se añade, a menudo, un conflicto en el pericardio (miedo por su sistema cardio-vascular).

Ejemplos

Quiero retener la muerte

El abuelo de la señora X se murió de frío en la guerra; el frío puede matar, entonces hay que traer toda tu sangre hacia el interior del cuerpo. Siendo pequeña, su padre murió: «Quiero retenerlo».

Quiero retener la sangre en mi cuerpo

La señorita X sale con un chico que está enamorado de ella, ella quiere dejarlo pero él le dice: «¡Si me dejas, me corto las venas!». Se casa con él. «Quiero retener la sangre en el cuerpo».

FORAMEN OVAL O AGUJERO DE BOTAL

Definición

En el bebé, cuando hay un problema de agujero de Botal, es el resultado de una dificultad de comunicación persistente, sea entre las dos aurículas, sea entre los dos ventrículos. En efecto, cuando el bebé está en el vientre de su madre, no respira. Por esta razón, los pulmones se cortocircuitan. En ese momento, la sangre pasa por ese agujero. Durante el primer aliento, la primera respiración, ese agujero se cierra y la sangre, ahora, pasa por las arterias y las venas pulmonares. Y en esta enfermedad, que también denominamos «enfermedad azul», la sangre del corazón derecho y la del corazón izquierdo se mezclan. La sangre llena de vida y la sangre llena de muerte.

Sentido biológico

¿Cuál es el sentido biológico de esta patología, de esta comunicación interauricular o interventricular, de esta mezcla de dos sangres? Esto es normal antes de nacer. ¿Queremos quedarnos en el vientre materno? ¿Regresar allí?

Al nacer, desde el primer llanto, ese agujero se cierra, el cordón umbilical late todavía algunos minutos. El oxígeno pasa por los pulmones y por el cordón umbilical del niño. En algunas maternidades, la comadrona no se apresura y espera unos minutos, un cuarto de hora, porque **todavía después de nacer se hacen intercambios con la madre.** Y después, ya no hay pulso y podemos cortar el cordón. Algunos piden que sea el padre quien lo corte porque ésa será su función, más tarde, la de separar al niño de la madre; la comadrona sitúa dos pinzas para que el agujero se cierre correctamente.

La vivencia biológica conflictiva

Comunicación interauricular:
Problemas de comunicación entre dos mujeres, por ejemplo, entre una madre –real o simbólica– y su hija.

Una madre que siempre quiere comunicarse con su hija –real o simbólica–.

«Quiero que haya una relación permanente y no quiero obstruirla».

Dos mujeres no han comunicado y habría hecho falta que comunicasen. **Queremos que estas dos personas se comuniquen e incluso mezclar la vida y la muerte.**

También podemos buscar en el árbol genealógico si no hubo una falta de comunicación entre dos mujeres, a lo que siguió la desgracia. A partir de lo que:

1.
«Hace falta, a toda costa, que haya comunicación».

2.
Por un lado, estamos en la sangre sucia, que contiene dióxido de carbono y es pobre en oxígeno, en el corazón derecho. Y, por el otro, en el corazón izquierdo, estamos en la sangre limpia, oxigenada. Y las dos se mezclan. ¿Cuál puede ser la utilidad de mezclar estas dos sangres?

3.
¿Qué pasa con el agujero de Botal? Cortocircuita el soplo, los pulmones. La sangre no va a pasar por los pulmones. Va a pasar directamente a la base del corazón. ¿Cuál puede ser el sentido de cortocircuitar los pulmones? Un antepasado ahogado o asfixiado, por ejemplo.

. . .

Comunicación interventricular:
Problemas de comunicación entre dos hombres.
Hay que mezclar las dos sangres, limpia y sucia, vida y muerte.
«Hay que cortocircuitar los pulmones».

✳

HIPERTROFIA DEL SEPTUM VENTRICULAR

La vivencia biológica conflictiva

Reflexionando biológicamente, podemos hacer hipótesis de respuestas a partir de la pregunta: «¿Por qué desarrollar más músculo entre los ventrículos, más tejido conjuntivo? ¿Acaso no hace falta, sobre todo, que el ventrículo izquierdo y la vena derecha estén en contacto? ¿Acaso querría separar la sangre sucia y la sangre limpia? ¿Hace falta prohibir, evitar todo contacto, entre el corazón derecho lleno de sangre viciada, sucia, con dióxido de carbono y veneno y el corazón izquierdo que contiene la sangre arterial oxigenada, limpia, viva? ¿Existe la memoria de envenenamiento o un agujero de Botal? ¿Hay un antepasado, un niño que murió de la enfermedad de sangre azul? En efecto, el agujero de Botal es una comunicación entre el corazón derecho y el corazón izquierdo y los descendientes podrán espesar esta zona con el fin de no tener este problema.

Todas estas hipótesis, así como otras tantas, se explorarán y se verificarán con el paciente. Ciertamente, en terapia, cuando tengo un síntoma por primera vez, razono de forma biológica y luego escucho, observo, verifico, ajusto mis hipótesis, las dejo evolucionar.

✳

CASO PARTICULAR

Palpitación:

El ritmo cardíaco es normal, pero es percibido con fuerza.

La vivencia biológica conflictiva

«EN EL FUTURO, TENGO MIEDO DE MORIR O DE LA MUERTE DE UNA PERSONA CERCANA».

Sentido biológico:
«Escuchar mi corazón me tranquiliza».

Cuando ya no oyes tu corazón:
O estás sordo, o estás muerto.

*

CONCLUSIÓN

Los dos escollos

Existen dos escollos, dos extremos, cuando deseamos ayudar, hacer un favor, permitir el cambio, *agrandarlo,* conferir más consciencia o salud. Se trata de:

— **Hacer creer en Papá Noel,** ser víctima de una inconsciencia, ingenua e infantil.
— **Pensar que todo está perdido,** que no hay nada más que hacer; ser víctima del fatalismo.

En el primer caso, hacer creer en Papá Noel, el peligro está en prender una esperanza que, una vez apagada, enfriada, frustrada, convertirá al sujeto en alguien desamparado, desalentado. Una esperanza de curación que ningún terapeuta controla. En efecto, seamos honestos: ninguna corriente terapéutica puede decir: «¡He curado, curo y curaré a todo individuo de todas las enfermedades!». Peor que creerlo es hacerlo creer. Que practiques la descodificación biológica, la osteopatía, las flores de Bach, la alopatía o el psicoanálisis, no cambia nada esta evidencia.

Desgraciadamente, forzoso es reconocer que un cierto número de pretendidos terapeutas dejan creer que todo es posible. *«Basta con…, ver a ese terapeuta, comprender que…, encontrar su emoción, volver a su antepasado…, etc.».* Pero esto no es tan simple, no siempre.

Es urgente deshacerse de la creencia en su *omnipotencia infantil*, creencia descrita por los psicólogos. ¡Creencia del niño que piensa que basta desearlo para que funcione! Un excesivo número de pacientes, de lectores, de terapeutas, se han quedado atascados en este *pensamiento mágico*. Volverse adulto es aceptar la realidad de nuestros límites.

Pero en el interior de esos límites, sabedlo: «¡Hay sitio! Hay cosas que hacer, vivir, realizar y realizarse, amar y ser amado, infinitamente...».

En el segundo caso, en el otro extremo, encontramos el fatalismo: «Ya no hay nada que hacer. Estás perdido. Está escrito en las estrellas o en un libro: estás perdido, no nos curamos de eso...».

Sin embargo, es frecuente enterarse, a través de una revista, un artículo, un testimonio, que un hombre, una mujer, acaba de curarse espontáneamente de una leucemia, acaba de desembarazarse de una infección, incluso que un bebé seropositivo se ha convertido en seronegativo, que el melanoma de tal persona se ha fundido como la nieve al sol. ¡Quizás se puede creer que, alguna vez, por lo menos una afección ha podido ser vencida! Sea por el rezo, por la autosugestión, la hipnosis, el psicoanálisis, la lectura, los antibióticos, Lourdes, la descodificación biológica, las visualizaciones hacia y contra todo, el amor, un régimen, una decisión, un viaje al mar contra viento y marea, entre otros. Y esto es, realmente, fascinante, comprobar estas curaciones y preguntarse: «¿Por qué, pero por qué tal persona se ha curado de esta patología y por qué aquella otra ha muerto de la misma patología?», esas dos personas, teniendo el mismo peso, el mismo diagnóstico, los mismos recursos, ¿por qué?, *¿cuál es la diferencia que las hace diferentes?* Y una diferencia de peso: tener una remisión, mejorar, curar.

Los transversales de la curación

Los investigadores estadísticos se han hecho esta pregunta: «*¿Pero qué es lo que provoca la curación, sí, qué camino es el mejor?*»: ¿la alopatía, la homeopatía, la kinesiología, la chocolaterapia, el psicoanálisis freudiano, lacaniano o junguiano, la terapia genealógica, transgeneracional o psicogenética?

Al final de un largo estudio, la sentencia se dejó caer: la mejor terapia, la más eficaz, la más duradera, la más profunda…, la primera de todas las categorías es: *la relación*. La calidad de la relación. Relación entre paciente y terapeuta, relación que permite otra relación, la que hay entre consciente e inconsciente, problema y recurso, entre pasado y futuro.

¿Y qué es una relación de calidad, según esos especialistas?

Es una relación intensa, emocional y de confianza con una persona que te ayuda; un intercambio claro en el que cada persona es ganadora. Un terapeuta que **explique** el método teórico que él utiliza y que permite al paciente **integrar** esas nuevas concepciones. Un terapeuta que despierte la esperanza haciendo **experimentar una mejoría**. Y sobre todo un terapeuta que **acompañe al paciente en su vivencia**, un terapeuta que permita a todo paciente domesticar su vivencia, domesticarse, de esta forma, a sí mismo con toda seguridad.

Así pues, se trata de domesticar esos monstruos interiores que, a veces, llamamos Vulcano, Lucifer, Zeus, Amazona,

Príapo, Thor, Procusto… y, a veces, todavía de manera más moderna, angustia, rabia, decaimiento, desvalorización, vacío, malestar…, nuevas divinidades para combatir en el panteón del inconsciente que se busca.

Entonces, ¿qué es la curación?

Sin ningún aporte exterior, la piel cicatriza sus heridas, el hueso se recalcifica tras las fracturas. ¿Por qué? Porque el cuerpo está constantemente regenerándose, renovándose, excepto, tal vez, las neuronas. Tan pronto como nuestro cuerpo sufre una agresión, aparece una inflamación para poner las cosas en orden. Enquistamiento, eliminación, hemorragia, infección, calcificación son algunos de los fenómenos observados para volver al funcionamiento habitual del cuerpo.

Pero la terapia también es un fenómeno artificial. ¡A tal hora, a tal sitio, vamos a ver a un profesional para curarnos! ¡Curación bajo demanda!

El terapeuta es un **jardinero**, pone en su sitio las condiciones óptimas para permitir la germinación, floración, fructificación; las tareas son riego, poda, trabajo de la tierra. Pero en ningún caso, ¡se cree ni el sol ni la lluvia! Tampoco se toma por responsable del viento, de la polinización, del crecimiento. Él excava y, si es el momento, eso crece, eso da lo que puede dar: frutos, flores, granos, sombra, perfumes…

Esta humildad nos aleja del orgullo y de esa tensión de deber curar todo, curar todo lo que se mueve. En efecto, creer y hacer creer en la curación siempre, por tus medios, es un delito reprensible y reprimido por la ley de los hombres y no concuerda con las leyes biológicas. Porque es tomarte por el cuerpo del otro, sus plaquetas, sus anticuerpos, sus capacidades de reparación. Sólo el cuerpo del enfermo cura al enfermo de su enfermedad. Y en el momento preciso: «*No abrimos una flor con los dedos*», escribió el poeta. Su tiempo no es tu tiempo.

¿Y qué tiene que ver la descodificación en todo esto?

¡Pues bien! Tal vez, somos simplemente jardineros biológicos. Jardineros a los que les gusta, antes de nada, observar las leyes de la naturaleza e interrogarse: «¿Cómo funciona cuando funciona? ¿Qué debe ser curado? ¿El efecto o la causa? ¿El espíritu o la forma?».

La causa, clama la descodificación. ¿Y dónde encontrarla? A partir del sentido del síntoma. Sentido biológico.

Y después, ¿cuál es la intención positiva de la enfermedad? Otros terapeutas se han dado cuenta, desde luego, de que detrás de cada problema aparente se esconden una causa, una intención, un sentido. La descodificación se apoya simplemente en la vivencia específica de cada órgano. Cuando su función ya no es satisfactoria, la laringe tiembla de miedo, la vejiga se tensa, los ojos temen lo que se sitúa detrás de ellos, la piel se siente sola, el esqueleto se cree un inútil, los senos tienen un mal presentimiento, la vesícula biliar grita su cólera, los pulmones se asfixian, un bronquio reclama más espacio y libertad, y los dos pechos desconfían uno del otro.

El terapeuta es un guía de montaña

Sólo puede acompañar a una persona voluntaria allí donde ella misma ya ha estado… y de donde ha vuelto. Es un **vulcanólogo de terreno, un espeleólogo de las profundidades, un aventurero, un explorador.**

Pero no, no es ni un guardián de museo ni un librero de libros viejos.

Mujer y hombre, curiosos por encima de todo, tienen una vida privada, saben aprovechar sus jornadas, tienen una exigencia de consciencia y aceptan sus carencias y el *feed-back* de la vida.

Quizás puedan, a veces, oír el cuerpo enfermo murmurar a quien quiera escucharlo:

Tengo ganas de alegría y de fiesta,
de respeto y de compartir,
de escucha y de ternura,
de simplicidad
y de saberme efectivamente vivo en el camino milagroso
que nos ofrecen los muertos que nos han precedido
y con los que nos reuniremos para permitir a nuestros hijos
que sean agradecidos por la gracia recibida.

El terapeuta está al servicio de aquel que osa concederle su confianza, el espacio de un instante de fragilidad entre dos momentos de potencia.

. . .

La conclusión de la conclusión...

Para aquel que sepa descodificar, cada órgano enfermo habla de forma muy precisa de aquél a quien pertenece.

Cuando el paciente tiene una patología se convierte, sin saberlo, en psicobioterapeuta, pues he aquí lo que nos enseña el diccionario:

La palabra *patología* quiere decir *«estudio de las pasiones»*. La patología es «el estudio de las afecciones mórbidas»; la palabra *pathos* significa «emoción», «lo que sufrimos», es decir, lo que viene a alterar el estado normal de un ser.

«La desventura, la iniciación o bien la pasión (placer, pena, cólera, amor...) concebida como una situación que nos somete es patética, lo que crea la emoción. Este término, a veces, es el opuesto a *ergon*: el acto».

La enfermedad, ese divorcio de uno mismo, *es* un mensaje para ti. En primer lugar, la enfermedad te dice:

—¡Tu cuerpo te pertenece!

—¡Eres único!

—¡Tienes emociones inconscientes!

—¡Tu enfermedad te está hablando! ¡Quiere hacerte crecer en tu propia consciencia! Entonces...

... Escucha a tu enfermedad,
¡te escucharás a ti mismo!
Acoge a tu enfermedad,
¡te acogerás a ti mismo!

De esta manera, cuando te escuches,
cuando te acojas,
¡cambiarás!
Y convirtiéndote en ti mismo,
la enfermedad desaparecerá.

AGRADECIMIENTOS

Pierre-Olivier Gély,
Patrick Chevalier,
Dominique Vial-Boggia,
Marc Fréchet,
Jean-Jacques Lagardet,
Salomon Sellam,
Bernard Vial,
así como a todos los autores de la revista *Causes et Sens*

✳

PUNTOS PEDAGÓGICOS

ÍNDICE ANALÍTICO

ÍNDICE